重建肿瘤区域强大免疫监视抑瘤功能

——中医靶向免疫抑瘤

黄金昶

中医肿瘤外治心悟

黄金昶　田桢　著

中国中医药出版社

·北京·

图书在版编目（CIP）数据

黄金昶中医肿瘤外治心悟 / 黄金昶，田桢著 . — 北京：
中国中医药出版社，2014.1（2025.7 重印）
ISBN 978-7-5132-1713-2

Ⅰ . ①黄…　Ⅱ . ①黄… ②田…　Ⅲ . ①肿瘤—外治法—临床医
学—经验—中国　Ⅳ . ① R273

中国版本图书馆 CIP 数据核字（2013）第 268898 号

中国中医药出版社出版

北京经济技术开发区科创十三街 31 号院二区 8 号楼
邮政编码　100176
传真　010-64405721
北京联兴盛业印刷股份有限公司印刷
各地新华书店经销

开本 880mm×1230mm　1/32　印张 9.75　字数 166 千字
2014 年 1 月第 1 版　2025 年 7 月第 10 次印刷
书号　ISBN 978-7-5132-1713-2

定价　45.00 元
网址　www.cptcm.com

服 务 热 线　010-64405510
购 书 热 线　010-89535836
维 权 打 假　010-64405753

微信服务号　zgzyycbs
微商城网址　https://kdt.im/LIdUGr
官 方 微 博　http://e.weibo.com/cptcm
天猫旗舰店网址　https://zgzyycbs.tmall.com

如有印装质量问题请与本社出版部联系（010-64405510）

黄金昶中医肿瘤外治心悟

黄金昶　田　桢　著

张巧丽　　刘为易　　寇　琦　　田叶红
易健敏　　赵伟鹏　　姜　欣　　王泽英　**整　理**
王德辰　　黄东风

敬告广大读者：

为尊重知识产权，请不要将本书及《黄金昶中医肿瘤辨治十讲》《黄金昶肿瘤专科 20 年心得》的独家资料以您个人创新名义申报课题，或在电视、报纸、网络等媒体演讲转载，或在杂志发表论文。如引用必须说明源于黄金昶的观点或黄金昶的书籍。否则一旦发现，将在网站给予拍照公示。

黄金昶

黄金昶，男，汉族，1966年生于河北省泊头市，民盟盟员。1998年获北京中医药大学中西医结合肿瘤内科学博士学位，2005年晋升为主任医师，2006年被评为教授、博士生导师。1995年8月至今在中日友好医院工作。目前担任中华中医药学会肿瘤专业委员会常委、外治专业委员会委员；中国医药技术国际发展委员会肿瘤专业委员会委员；世界中医药联合会新型给药协作组常委；国家发展和改革委员会药品价格评审专家；中国科协决策层专家；国家自然科学基金评审专家。任《中国临床医生》《中国临床康复》《中华中西医杂志》及《中国当代医药》等杂志常务编委、编委等职。

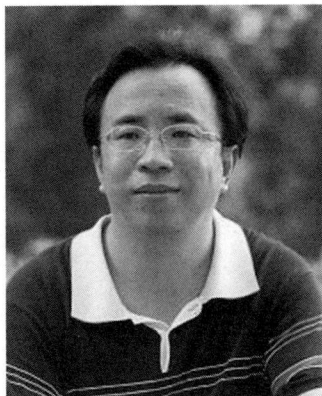

从事肿瘤医疗、教学、科研工作20余年，积累了数万例肿瘤病例，总结提出许多新观点、新思路，临床疗效显著。

　　《黄金昶中医肿瘤外治心悟》作为《黄金昶中医肿瘤辨治十讲》《黄金昶肿瘤专科20年心得》的姊妹著作，重点介绍了我几十年来对中医外治肿瘤的思考与临床应用经验。肿瘤的中医外治较中药口服具有力大效宏、应用简便等优点；相对于现代医学肿瘤外治药物（主要是止痛药物透皮贴剂）而言，历史悠久，适用范围更宽广。肿瘤的中医外治在肿瘤治疗中发挥了不可替代的作用，深受广大患者、医务工作者欢迎，是肿瘤治疗方法中的一朵奇葩。

　　但是我们必须清醒地认识到：目前大多数医生对肿瘤采用外治还是仅应用中药外敷、外洗、灌肠等极少的治疗手段，治疗目的也只是改善患者部分症状与生活质量，而对中医外治消瘤还没有认识，对中医外治肿瘤及其并发症、放化疗副反应的认识还没有形成完整的统一的辨治体系。

　　事实上中医治疗肿瘤并发症及放化疗副反应远比改善一个内科症状困难、复杂，即使相对简单的肿瘤并发症及放化疗副反应，有些也非中药外洗所能解决，必须依靠针刺（刺血拔罐、芒刺、围刺、火针等）、艾灸、穴位按压（如生物全息疗法、背俞穴按压）、脐疗、鼻疗等，这些手段在肿瘤治疗中也同样发挥着重要作用。本书主要介绍针刺、刺血拔罐、艾灸、脐疗综合应用治疗肿瘤并发症及疑难症，完善了肿瘤并发症及放化疗副反应中医外治体系，改变了中医肿瘤外治手段单一的局面。

可是针对这种既有器质性病变，又有功能性病变的恶性肿瘤而言，单纯应用多途径给药、多方法治疗也很难完全消瘤。要想消灭肿瘤，必须有合理缜密的辨证论治体系，立体多方位的治疗。我们结合临床实际提出了肿瘤外治以阴证与阳证辨证为主的辨证理论体系，肿瘤四周围刺为主"攻其内"，肿瘤局部中药外敷"攻其外"，配合艾灸恢复元气"扶其正"的立体治疗模式，提出了"重建肿瘤区域强大免疫监视抑瘤功能——中医靶向免疫抑瘤疗法"，临床验证这一疗法疗效显著优于中药口服，而且治疗在体表或皮下肿瘤的速度也较化疗或放疗、微创迅捷。中医靶向免疫抑瘤疗法不仅可以迅速消瘤，而且可以明显减少肿瘤转移，有效抑制肿瘤局部复发，可明显为化疗增敏，由此建立了中医外治抑瘤防瘤的辨证论治体系。

本书提出的肿瘤并发症及放化疗副反应中医外治体系、中医外治抑瘤防瘤的辨证论治体系是一大亮点。

本书相对于《十讲》《心得》而言，增加了更多的针灸内容，也突出了针灸治疗肿瘤的内容，此是本书的另一个亮点。不可否认的是目前的肿瘤医生多数不会针灸；而针灸科医生多数不懂肿瘤，很难接触到肿瘤患者，故而中医肿瘤专著中很难找到针灸内容，自然针灸治疗肿瘤的疗效尤其抑瘤消瘤的疗效不会得到大家的认同。我们经过大量临床实践证实，辨证针刺治疗肿瘤起效快、效果好。诚如《灵枢·九针十二原》所云："今夫五脏之有疾也，譬犹刺也，犹污也，犹结也，犹闭也。刺虽久，犹可拔也；污虽久，犹可雪也；结虽久，犹可解也；闭虽久，犹可决也。或言久疾之不可取者，非其说也。夫善用针者，取其疾也。犹拔刺也，犹雪污也，犹解结也，犹决闭也。疾虽久，犹可毕也。言不可治者，未得其术也。"

本书同《十讲》《心得》一样，也提出了许多个人新见解、新疗法，例如用中医刮痧方法将粒细胞调到外周血中、沿胃四周芒针围刺治疗食欲减退、脑瘤重点选膀胱经穴位、从"任督二脉在口部与手足阳明经交会"这一理论得出选任督二脉穴位治疗食管癌、在肾的体表部位围刺改善肾功能、小腹部任脉与肾经针刺治疗膀胱炎及子宫癌、中药外洗治疗手足皲裂、会阴长强针刺治疗肛门肿痛、针刺治疗胸腹水、对胸腹水病因辨证认识等等。更多地选用了除中药外用之外的针刺、艾灸、刮痧等手段，极大地丰富了中医肿瘤外治的治疗方法。

中医精于穷理、善于归类总结；西医精于格物，拙于宏观认识，认识肿瘤病因是一个个独立的事件，不善于总结其规律。针对肿瘤成因，本书首次提出了现代医学还没认识到的寒邪致瘤，并对痰、湿、饮致瘤的病因病机及临床表现给予深度阐释诠解。

不合理饮食是导致肿瘤的重要因素，何为不合理饮食？除烧烤、腌渍、高脂饮食与烟酒等有较明确的统一认识外，其他尚未有统一认识。我个人认为饮食除重视五味伤五脏之外，还应根据肿瘤患者病情和体质勿犯"寒寒、热热"之戒，在本书附篇首次将蔬菜水果饮品的寒热温凉之性进行较为详细的介绍，对肿瘤患者的饮食有很大的指导价值。

本书内容全部为个人临床经验总结，绝非闭门造车之作，书中每一个知识点、每一种治疗手段都是经过临床验证有效、相对捷效的，治疗方法简单、易学易行。如欲了解中药口服及我的学术观点请参考《黄金昶中医肿瘤辨治十讲》《黄金昶肿瘤专科20年心得》两本著作。

面对患者痛苦的病情陈述，我的心每每被刺痛，治病救人是医务工作者的天职，在此仅将自己20余年在中医外治肿瘤领域中辛苦探索所得贡献出来，权当抛砖引玉。同时请诸位读者提出宝贵意见，以便再版时修订增补相关知识。

黄金昶

2013 年 10 月于寓所

目录

MULU

临证思维篇

常用外治方法心得与演义篇

第四章 脐疗在肿瘤治疗中的应用

临证实录篇

第一章 中医外治肿瘤及其合并症、并发症钩玄

第一节 恶性肿瘤

第二节 骨转移肿瘤（附淋巴转移肿瘤）

第三节 恶性积液

附篇

第一章　常见肿瘤的治疗基本方

【临证思维篇】

第一章　重建肿瘤区域强大免疫监视抑瘤功能

——中医靶向免疫抑瘤疗法

一、概念的提出

近年来，我应用火针治疗靠近体表的肿瘤，往往在治疗 1~4 天后肿物就开始缩小，如张姓患者，年老体衰，右股骨中段上皮样血管肉瘤，对放化疗不敏感，经火针治疗肿物迅速减小，而且即使输血肿物也不见增大（输血可促进肿瘤疯长）。之后又治疗 2 例卵巢癌腹壁转移巨大肿物，数次治疗后腹壁肿物明显缩小，出乎意料。于是我开始思考为何皮下肿物经火针治疗后效果如此好？回想少年时手上经常扎刺，刺很深无法拔出时，数日后扎刺的地方会出现红肿，在把刺顶出之后红肿就会消失。学医以后才知道这种现象是异物进入体内，巨噬细胞迅速聚在异物周围吞噬消灭异物而导致的。中医针刺局部穴位，部分患者也会出现针刺部位色红，也会引起针自皮下向皮外游离。针是异物，可以调动、提高局部免疫功能。由此可见针刺抑制、消灭肿瘤原来是极大地激发了肿瘤区域的免疫功能。肿瘤本身会导致肿瘤区域免疫功能低下，无法监视抑制肿瘤的存在和生长，故而肿瘤不断生长和转移，而目前的生物免疫治疗是针对全身的免疫功能。我在 1995 年读博士时记得书中写到：免疫药物只对肿瘤细胞数少于 1×10^6 时才有效。1×10^6 是什么概念？大小是 1 厘米的 1/100，这么小的肿瘤免疫治疗才会有效，临床上到底有多少这种情况呢？这种情况很少！大家没有认识到人体的免疫功能对肿瘤治疗的作用，这也就是目前没人研究肿瘤免疫靶向治疗的可能原因。通过火针治疗可迅速并极大地提高肿瘤局部免疫功能（火针所过之处会有小结节，此为经气所聚的表现），抑制、消灭肿瘤不能不算幸事，而且是极大的幸事，这让我们重新认识到免疫功能对治疗肿瘤的重要意义。目前谈及的针灸抑瘤也是与免疫功能密不可分的。

但问题又出现了，位于体表部位的肿瘤可以用火针治疗，那位于胸腔内、颅内的肿瘤应该如何治疗呢？毛泽东时代有一句话"人有多大胆，地有多大产"。我们要大胆地运用中医思维去思考，去实践。我的恩师李士懋教授常说"大疑大悟、小疑小悟、不疑不悟"，对于一些疑难问题要用中医思维去悟。我对一位肾盂积水的患者进行的针刺治疗给我提供了思路。这是一位卵巢癌腹腔广泛转移的患者，腹盆腔基本全被瘤子占领了，瘤子压迫双侧输尿管导致双侧肾盂积水，小便每天只有 100 多毫升，急请泌尿外科会诊，泌尿外科医生认为已经无法植入支架治疗了。西医没办法那我们就只能自救，我让学生试试在肾脏体表对应部位围刺，当天患者小便就有 800 多毫升，直到去世，患者小便一直在 800~1000 毫升。如此看来，即使扎不到肿瘤四周，扎肿瘤体表对应部位也能治疗肿瘤。由此可以推测在肿物对应的胸背部位针刺、埋线或火针围刺、刺血拔罐及外用药物可以治疗胸腔肿瘤。这应该是中医的微创治疗，中医的微创治疗不是作用在肿瘤的中心，而是作用在肿瘤四周。

以上谈的只是局部治疗，要是肿瘤已经转移到其他部位，这种局部治疗对转移灶应该是无效的。有人可能会提出：局部治疗如何防范在治疗的同时出现或促进的远端转移，这是一个不能回避的问题。我在《黄金昶中医肿瘤辨治十讲》《黄金昶肿瘤专科 20 年心得》中反复谈到肿瘤转移有它的规律和先兆。肿瘤虽然表现为局部病变，但与其所在脏腑、经络正气不足有密切关系，"正气存内，邪不可干"，而且肿瘤的转移也与脏腑的特点、五脏六腑之间的关系有关。所以预防肿瘤转移应该从两个方面考虑：一是调理所患脏与腑的经络结节，或病灶所在经络结节，调通所在脏腑的经络结节可迅速恢复脏腑功能"扶正以祛邪"，而且疏通了邪气外流的通路（经络结节）可以促邪外出。其二是快速扶正以迅速恢复正虚部位的抗邪功能。

刺血拔罐或火针、小针刀调理脏腑经络的结节很容易，但要快速扶正以迅速恢复正虚部位的抗邪功能就较难了，为何？因为肿瘤患者的病机多为虚实夹杂，实非一地之实，虚也非一地之虚，而且肿瘤之实也多因正虚。探清各脏腑经络虚实很难，必须要认识到脏腑经络之间是密切联系的，脏腑经络自己的调节修复功能是强大的，那么通过哪些方法可以恢复脏腑经络功能呢？我认为太极六合针法可以调出神阙处之元气发配到所在脏腑，简单易行，疗效比较显著。同时配合艾灸中脘、神阙、关元补患者先天与后天，可快速恢复元气。最后如能配合练习五禽戏，可更好地恢复脏腑经络功能，协助祛邪抗癌。

二、具体步骤（以肺癌为例）

1. 查色诊脉，查脏腑经络虚实。

2. 先用太极六合针法调补所在脏腑之虚、泻脏腑之实。

3. 在太溪、丘墟、太冲、左阳池、太渊等原穴针刺以调五脏。《灵枢·九针十二原》："五脏有疾，当取之十二原。

十二原者，五脏之所以禀三百六十五节气味也。五脏有疾也，应出十二原。十二原各有所出，明知其原，睹其应，而知五脏之害矣。……凡此十二原者，主治五脏六腑之有疾者也。"《难经》："十二原又取决于三焦，故只取三焦原穴。""脐下肾间动气者，人之生命也，十二经之根本也，故名曰原。三焦者，原气之别使也，主通行三气，经历于五脏六腑，原者，三焦之尊号也，故所止辄为原，五脏六腑之有病者，皆取其原也。"肺癌多与肺肾不足、痰湿内蕴有关，故取太渊、太溪补肾润肺；丘墟升清；太冲疏肝泻肺；阳池疏通三焦，火易清湿易去。

4.针刺曲池、天泽、尺泽等穴位以泻肺。《灵枢·邪客》云："肺心有邪，其气留于两肘；肝有邪，其气流于两腋；脾有邪，其气留于两髀；肾有邪，其气留于两腘。"可以针刺肘间相关穴位以泻肺中邪气。

5.在肺俞、心俞、膈俞等穴位处刺血拔罐或火针补阳调肺活血。《素问·咳论》云："治脏者治其俞，治腑者治其合；浮肿者，治其经。"通过调整背俞穴来迅速调整脏腑功能以驱邪气。

6.在云门、中府、期门、章门、京门、膻中、日月、痰喘穴局部针刺治疗补肺化痰通络。其中中府、期门、章门、京门、膻中诸穴皆在胸壁，是肺、肝、脾、肾、心之募穴，募即募集之意，将五脏之气汇入肺内，或补、或调，使肺的功能恢复正常，邪气得以外泄。

7. 在病变的体表对应部位处的结节或条索状物进行小针刀或刺血拔罐。肺癌患者常在背俞穴、肩胛骨部位、巨阙穴附近见到结节、条索状物，此时可用小针刀、刺血拔罐消除这些非正常组织，往往这些非正常组织消失，症状会有明显缓解、消失。

8. 在病灶体表部位埋线、敷药、火针

（1）围刺：肿物或肿物体表对应部位，用火针、毫针围刺；最后埋线围刺。

（2）药物外敷：小金丸、金龙胶囊或辨证抗肿瘤中药局部外敷、注射。

9. 注意给邪以出路

（1）在肿瘤体表对应部位刺血拔罐。

（2）针刺以通利二便、发汗。

10. 全程中药、五禽戏调理，以扶正祛邪、通畅脏腑经络元气运行。

11. 在脐、中脘、天枢、关元、石门，或火针，或艾灸治疗，健脾和胃祛湿、调补元气。

12. 治疗过程中，重视与患者交谈，尽可能帮助患者祛除心结与杂念，讲解治疗过程，增强治疗信心。

三、治疗内涵

在我国，早在《黄帝内经》就有应用针灸治疗类似肿瘤的记载，如《灵枢·九针论》中即有"八风之客于经络之中，为瘤病者也。故为之治针，必筩其身而锋其末，令可以泻热出血，而瘤病竭"。在现存最早的针灸学专著《针灸甲乙经》中，也记述了用针灸方法治疗某些类似肿瘤的病证，如"饮食不下，膈塞不通，邪在胃脘。在上脘则抑而下之（即刺上脘穴），在下脘则散而去之（即刺下脘穴）"。书中所述的病证，具有肿瘤闭结不通的特点，这与食管和贲门部肿瘤有极相类似的临床特征。在《针灸大成》一书中还有几个用针灸治愈类似肿瘤病证的医案。我国古代医家认为，应用针灸与药物治疗肿瘤各具特色。药物可"消坚磨石"，但"坚顽之积聚"，在"肠胃之处，募原之间，非药物所能猝及"。因此，清朝张振鋆提出："宜薄贴以攻其外，针法以攻其内，艾灸以消散固结，佐其所不逮也。"

针灸治疗肿瘤绝不是治疗几个并发症、疼痛或者全身免疫的问题，也绝不是"肠胃之处，募原之间，非药物所能猝及"的肿瘤才能选用针灸治疗。针灸抑制肿瘤的速度要比中药快，而且如治疗在体表或皮下的肿瘤也比化疗或放疗迅捷。针灸治疗肿瘤值得我们深入思考。

第二章　浅析肿瘤的病机与辨治思维

肿瘤的病因病机是什么？这一直是医生、肿瘤患者及家属关心的问题。也难怪，肿瘤目前是影响人类健康的最严重疾病，也是目前发病率最高的疾病。现代医学对许多肿瘤的诱因不是很清楚，这就为肿瘤预防带来许多困惑。中医对肿瘤的病因病机认识如不到位，也会给辨证论治带来困惑。其实西医所关心肿瘤的诱因和中医的病因并不矛盾。西医看到的多是具体的诱因，如吸烟、烫食、熏烤；而中医善于把这些诱因按中医病因归类，如把吸烟、烫食、熏烤列为热邪等。西医看的是每个具体的点，中医看的是线或面。相对而言，中医的病因对肿瘤的预防更有指导意义。中医认为肿瘤原因病机不外寒、热、痰、湿、气滞、血瘀。

一、首先看寒邪

寒邪导致肿瘤现代医学还没认识到，但在《黄帝内经》中却早就有论述，《灵枢·水胀》说："肠覃何如？岐伯曰：寒气客于肠外，与卫气相搏，气不得荣，因有所系，癖而内著，恶气乃起，瘜肉乃生。其始生也，大如鸡卵，稍以益大，至其成也，如怀子之状，久者离岁，按之则坚，推之则移，月事以时下，此其候也。"就是说肠道及妇科肿瘤多为寒邪引起。东汉医圣张仲景也特别强调寒邪致病，写《伤寒杂病论》，题意很明确，外感和杂病多源于寒邪，可西晋太医令王叔和，将原书的伤寒部分整理成册，名为《伤寒论》，宋代林亿等校订，把论述杂病和治疗妇人病的部分整理编纂成《金匮要略》，此实乃不懂张仲景本意。有人会说全球变暖，寒邪渐少，哪来这么多寒邪？君不见现代科技进步，冰箱、空调进入普通家庭，正常之物变成寒凉之品多在顷刻之间，人们喜饮冷，多用冷水冲澡、空调制冷，少穿衣以显美丽线条，有的人嫌寒凉的啤酒还不够，在酒中加冰块，殊不知在图一时之快的同时埋下了病根。目前过敏性鼻炎患者极多，多与饮冷有关，《黄帝内经》"形寒饮冷则伤肺"，就是说穿衣少形体寒（外寒）与过饮冷食（内寒）等容易伤及肺脏。肺开窍于鼻，鼻炎的形成与外寒和饮冷密切相关。就肿瘤而言，肺腺癌、骨肉瘤、腹腔肿瘤等与寒邪密切相关，或因过度饮冷，或因爱美穿戴少、裸露多，或因足部长期受凉。我在临床中总结发现 HER-2 强阳性患者多是喜冷饮或冷食，或爱美冬天穿裙子的女士；下肢骨肉瘤患者多没有外伤史，而是有过度饮冷史，或伴喜甜食。肿瘤到了中晚期阳气多虚，阳气虚则寒，可以形容为"肿瘤多病于寒"，这是我在中药抑瘤时首先强调要"温阳散寒"，饮食特别强调忌冷的原因。预防肿瘤要避开风寒"外邪"、寒凉之物"内邪"。有人问寒凉之物包括什么？包括从冰箱里拿出的物品和一些寒凉的蔬菜水果。听到这些有人就会害怕，担心水果都不能吃了。我说的不是不能吃，而是不能用水果代替正常的饭菜，只能作为饭菜的补充。正确的饮食是根据患者体质和肿瘤的特性来选择饮食和水果，我在附篇将专门介绍饮食的寒凉温热之性。肿瘤的寒热阴阳我在后面有专门论述，这里不再赘述。

治疗寒邪当用热药，常用药物有附子、肉桂、桂枝、干姜、硫黄、川椒、吴茱萸、高良姜、鹿角胶、鹿茸、川乌、草乌等。寒重者药宜多，量宜大；轻者药宜少，量宜轻。同时还要在应用温阳药时，注意保护阴液，可酌加熟地、白芍等。临床如无明显火热症状，可在处方中酌加温阳药，以促进气血运行、津液代谢，加强脏腑功能，可明显提高治愈率。针灸治疗寒证以艾灸、火针为主，根据病变部位选用不同穴位。

在这里必须强调的是并不是所有肿瘤都是寒证，属热证的有头颈部肿瘤、乳腺癌、原发性皮肤癌、浅表恶性淋巴瘤、肛管癌、子宫颈癌、食管癌、肺门部位的肿瘤、前列腺癌、精原细胞瘤等，治疗这些肿瘤时应用温阳药物要少、量宜小，不宜单独大剂量温阳，否则会导致肿瘤迅速增大，我有过这方面教训。同时要配合清热解毒药才有较好效果。

二、其次认识热邪

现代医学已经认识到并强调热邪致瘤，如过度日光照射易得皮肤癌、从事放射线工作的人容易患癌等。对热邪大家都能理解，都会举例，如热伤风，这只是外感热邪的一部分，外热还包括污浊的空气侵害（包括吸烟）。呆在污浊的空气中人们会感到咽喉不适疼痛，这也是热邪的表现。有外热就有内热，内热原因是什么，可能大家不太清楚。目前引起内热的多为生气（中医认为七情皆从火化）和不恰当饮食。情志致病我在后面讨论，而不恰当的饮食是指我们目前的食物加工过于复杂、过于煎炸熏烤，煎炸熏烤后食物难以消化会产生痰湿热邪，这也是导致肿瘤的重要原因。我曾见过一个北京的 21 岁鼻咽癌患者，鼻咽癌患者常见于南方，北京的鼻咽癌病例很少，当时找我看病时已经肺和骨转移了，我根据患者的生辰断定孩子爱吃烧烤，患者的妈妈马上回应说，孩子在她怀中抱着的时候就每天吃羊肉串。我还见过一位大学刚毕业的女孩，胃癌晚期，我认定她饮食不健康，说她每天吃着麻辣烫就着冰饮料，她的爸爸认同我的猜测。电视媒体也报道过小女孩每天吃烧烤十几岁就得了肿瘤的。吃烧烤、麻辣烫是造成恶性肿瘤不可忽视的一个重要原因。

那么热邪引起的肿瘤有哪些呢？有鼻咽癌、甲状腺肿瘤、乳腺癌、子宫颈癌、皮肤癌、小细胞肺癌、肺鳞癌等等。治疗热性肿瘤用寒药。许多医生喜欢用寒药，在这里不必赘述，要强调的是在治疗热性肿瘤时不能用药过寒，适当加些温热药物，这样效果才会好。针刺穴位泻火效果较好，尤以大椎刺血拔罐最为明显。治疗时要根据不同部位、不同脏腑选用不同穴位以泻出热邪。

三、情志致病

这可是肿瘤发生发展的非常非常重要的病因，许多肿瘤或多或少地与不良情绪有关，现代医学也认识到了这一点。现代人生活节奏快、压力大，动不动就发火生气；人际关系复杂，不良情绪得不到宣泄，生气和情绪压抑是导致肿瘤的最重要的两个精神因素。

我们的祖先早就认识到"百病生于气"，也就是说许多病与生气有关。上海中医药大学和哈佛大学在陕西联合进行过胃癌患者调查，认为吃饭生气的人容易得胃癌。还有研究认为乳腺癌患者在得病之前的 2 年内有大的精神波动。我在门诊见到过两位爱生气的患者就很说明问题，一位是左肩胛纤维滑膜肉瘤手术男性患者，妈妈来咨询治疗，我问患者肩部受过严重外伤吗，妈妈说没有，我马上说孩子性格有严重问题，妈妈说孩子脾气很大，性格很古怪，特爱生气。另一位是乳腺癌术后患者，Ki-67 为 80%，增殖活跃，极容易复发，右腋下疼痛明显，我告诉患者要调整心态，别生气、别斤斤计较，患者一听笑了说："我就是爱生气，一点火就着。"我告诉她因为生气得了乳腺癌，因为爱生气上火 Ki-67 变成 80%。我曾在新浪博客写过一篇"都是坏情绪惹的祸"，患者纷纷跟帖，都述说发病前有爱生气、斤斤计较的毛病。

情志致病不仅可引起火热，还可引起气滞血瘀。与情志直接相关的癌症有肺癌、胃癌、乳腺癌、甲状腺癌、胰腺癌、肝癌等。腋下淋巴结转移也是情志致病的一个表现。调整好心态，适当宣泄不良情绪，高高兴兴每一天是避免情志致病的法宝。

治疗情志相关疾病需要舒肝解郁，选用逍遥散、海藻玉壶汤、四逆散之类。调畅情志，解决胀满，通利大便是一较快捷的治法，攻肠胃之邪可以快速调畅气机，降胃气，升清气，斡旋中州，使肝气得舒，瘀血、痰积得除，大家不可不知。针刺调理肝、脾、心经对疏肝解郁、调理睡眠有较好作用。

四、痰湿致病

生活水平提高了，人们爱吃肉、爱吃甜食，这也是不好的习惯。古人云"鱼生火、肉生痰"，过食肉食又缺乏运动，肉食很难消化掉，变成痰湿，痰湿不化可造成肿瘤、肥胖、糖尿病、高血压等现代时髦病。爱吃甜食也不是好习惯，甜食是美味，但也是湿邪的始作俑者，过食甜食者往往大便黏滞，大便容易挂在便池壁上，过食甜食也可能是导致肿瘤不可忽视的一个重要因素。寒邪也是造成痰湿的重要因素，寒易伤脾胃，脾胃伤运化失职可造成痰湿内阻。

对于痰、湿、饮，我在这里要多说一些。众所周知，肿瘤的形成与痰、湿、饮密切相关，在古代痰、湿、饮有较明确的界限，而当今教材分得不清楚。一般而言湿多无形、弥散、黏腻，所以湿重的肿瘤手术不容易切净，如脑的胶质细胞瘤、胶质母细胞瘤和胰腺癌等。湿还有个特点，湿浊下注，所以腹盆腔肿瘤、下肢肿瘤、腹水等湿重一些。饮邪在《伤寒杂病论》论述较多，既可有形也可无形，有形在肿瘤可表现为恶性积液（胸水、心包积液）、水肿及上腔静脉综合征等，无形表现是有一些症状（见《黄金昶中医肿瘤辨治十讲》"肿瘤患者苓桂剂辨证要点"等章节）。

饮病脉象有特点，多五部以上为弦脉。痰也讲有形和无形，咳出者为有形，符合痰的表现而没咳出者为无形。事实上肿瘤的痰完全是有形的，为什么？从影像学来看痰湿形成的肿瘤是有形状的。相对于恶性积液而言，源于水者多在膜的脏壁层之间，如胸水、心包积液，治疗起来比较容易且彻底；源于痰湿者多侵及脏腑，如腹水、脑积液，治疗起效较慢且不彻底。当然了，在临床中肿瘤常见痰湿饮并存，只是哪一种邪气更重一些而已。

治疗湿邪，温病学里讲了很多，其中最重要的一点是慎用苦寒药物，对湿邪重的肿瘤治疗尤应如此。对于饮邪的治疗，近代名医刘渡舟教授专门写过如何应用苓桂剂的一个小册子，很实用。我则要强调的是治疗开始可以用利水药，要剂量大，比例重，继则温阳利水并重，最后以温阳益气健脾收工，这是我对治疗饮邪的个人体会，也是对"病痰饮者当以温药和之"比较恰当的解释。饮不单是寒，也可以夹热，夹热多表现为痞块，张仲景加生石膏清饮里之热，生石膏属辛凉之品，不可加苦寒之品。痰分燥痰、寒痰、痰热、痰湿、风痰、顽痰等。顽痰是什么？《症因脉治》指出："顽痰，坚结胶固，吐咯难出，脉见沉牢……痰在咽喉，咯不出，咽不下，即老痰、结痰也。"顽痰多是蕴在经络之痰。针对痰湿，几千年来治疗千篇一律，没有大的进步，不过是温阳化痰、燥湿化痰、清热化痰等等，这只是对痰兼证的用药，而对病位没有充分理解认识。为什么这样说呢？这得从肿瘤形成的病因谈起。肿瘤形成的病因目前基本清楚了，主要是正虚、气滞、痰凝、血瘀、癌毒。正虚是讲各个脏器虚，每个脏腑的补法不一致，用药各不一样，可以通过五味补五脏；气滞，针对各脏腑的气滞教材中介绍了相应的药物，非常清楚；血瘀更不用说，王清任有多个针对不同部位不同兼证的活血化瘀方药，非常实用；癌毒，要用以毒攻毒的方法治疗，不同部位的肿瘤、不同性质的肿瘤可选用不同的以毒攻毒药物。这里仅有痰湿，用药不甚明了，选用半夏、瓜蒌、胆南星之品，疗效如何，不言而喻。

在临床上经常看到肿瘤没有长在脏腑，也没长在皮肤、筋骨、腠理，那长在什么部位了？从中医学来说长在经络了。经络范围是很大的，囊括了脏腑、皮肤腠理、筋骨之外的所有部位。虽然经络的实质我们目前还不清楚，但我们也不应该不分青红皂白地摒弃经络知识。《伤寒论》是讲六经辨证，是通过六经的脉证来诊治疾病的。我们习惯讲脏腑有病可通过经络表现出来，皮表受邪可通过经络传至脏腑，而具体到经络患病大家的认识就不多了。目前对经络患病认识最多的是风湿和类风湿疾病，这只是经络所患疾病中很少的一部分。

经络的肿瘤也是经络病中非常常见的疾病。经络中的肿瘤病机和脏腑肿瘤的病机一致，也是血瘀、痰凝、癌聚。中药学中论述的能通行十二经络的中药不过为马钱子、甘遂、细辛、附子、黄芪等，马钱子祛风胜湿通络、甘遂擅祛十二经络痰湿饮、细辛附子温通十二经络、黄芪补一身之气，这些药物可以治疗经络的肿瘤。

经络的肿瘤既可表现为恶性肿瘤，也可表现为良性肿瘤，良性肿瘤如非常常见的脂肪瘤、纤维瘤等。中医治疗经络的肿瘤相对于脏腑肿瘤而言有相当大的难度，为什么？因为中医对经络肿瘤的认识不够，如腹膜转移瘤，现代医学教材中没人谈及、中医界没人论及。腹膜转移瘤是什么呢？是腹膜部位经络肿瘤。什么药好用？大陷胸汤。大陷胸汤中有祛经络痰湿的甘遂。

另外脏腑内的顽痰也可从经络痰湿角度治疗，如小细胞肺癌、食管癌、脑瘤、胰腺癌，可用十枣汤、控涎丹来祛痰，应用这些药时有的患者会吐痰不断，有的人吐出的痰都扯不断，如胶冻状，患者往往吐痰后，顿觉舒畅，数月后肿瘤就会缩小或消失。

最后要说的是痰、湿、饮往往三者夹杂，中药中既治疗痰湿又治疗饮邪的是甘遂、大戟，如能正确使用则效果非常好。另外治疗三焦之湿较迅捷的药物是黑白丑，黑白丑治疗初聚之痰、湿、饮效果无与伦比，大家不可不知。

从事肿瘤的中医有人用过十枣汤治疗胸腹水，觉得效果不理想，我也是这样认为，但拿它来治疗痰湿，效果就很好，如晚期肿瘤患者痰多，用十枣汤研粉敷脐，往往在半小时后痰就可明显减少。此外十枣汤口服治疗腹水效果差，不妨用其敷脐艾灸治疗腹水，效果就明显了，这不过是改变了一下用药途径，大家别小看这一点改变，这里融进了许多智慧。

此外要重视针刺治疗痰湿证，痰、湿、饮的针刺选穴因病机、部位不同而不同。如治疗痰证上可选天突、中可选巨阙、下可选丰隆，治疗肺部痰喘选用胸部痰喘穴等。治疗湿邪要重视三焦经、脾经及腹部任脉、胃经穴位，使湿邪从大小便排出。治疗饮邪要注意温肾阳是基本，启动神阙周围补肾利水穴位，然后根据病变部位或针刺开门（如胸水），或艾灸病变局部，如此效果才能显著。

五、血瘀致病

血瘀多为肿瘤致病因素，也为病理产物，血瘀多为寒、热、痰、湿、气滞所致，而血瘀也可造成寒凝（手足寒凉）、热生（瘀而化火）、痰阻（血瘀造成痰湿未从血管代谢掉）、气滞（胀痛加重），其在肿瘤形成发展中是必不可少的因素。《灵枢·水胀》曰："石瘕生于胞中，寒气客于子门，子门闭塞，气不得通，恶血当泻不泻，衃以留止，日以益大，状如怀子，月事不以时下。"就指出癥瘕与瘀血有关。清代唐容川说"瘀血在经络脏腑之间，则结为癥瘕"，进一步肯定了癥瘕与瘀血的关系，血瘀致病的临床表现为肿块、痛有定处、刺痛、肌肤甲错、脱发、唇舌青紫、舌下静脉曲张、脉涩等。血瘀当活血破瘀，临床根据不同病因或益气，或散寒，或燥湿，或软坚，或清热等。以前中医肿瘤界前辈认为，活血化瘀法会促进肿瘤转移，事实上则不尽然，活血化瘀药物应用的恰当不仅不会促进肿瘤增大、转移，而且还可以帮助我们消灭肿瘤。大家都认可榄香烯乳注射液是活血药物，在肿瘤临床应用几十年，从没发现它会促进转移，金龙胶囊、华蟾素片和注射液也是活血药，在临床应用很广，疗效很好。血瘀除，则气通、痰消、热退，从而瘤体缩小消失。我治疗过一位肺癌肝转移患者，中药、放化疗都用了，效果不好，病灶数增加、病灶增大，我查其舌为紫暗舌，加用大黄䗪虫丸，7天后患者不停吐痰，痰涎吐出很多，之后做胸部、腹部 CT，发现胸部病灶稳定，肝脏转移灶缩小。此案对活血破瘀药物的应用认识会有很大帮助。

活血化瘀药因病变部位不同而用药不尽相同，大家可以参考王清任的诸逐瘀汤。

活血化瘀药物有桃仁、红花、三棱、莪术、泽兰、土鳖虫、水蛭、蜈蚣、全蝎、穿山甲、酒大黄等。血瘀兼阳虚者必酌以益气温阳之品，因为活血化瘀之品易损阳耗气，易促进出血。针刺活血最主要的方法是相关背俞穴刺血拔罐，或在病变部位围刺（毫针、芒针或火针），也可以调理肝经相关穴位与膈俞，随症选之。

目前肿瘤界研究较热门的是血管生成抑制剂，如贝伐珠单抗。中药能做到抑制血管生成的不是单纯的活血化瘀作用，多为祛痰通络，我应用十枣汤，后再做超声检查就经常见到肿瘤血管内没有血流或血流减少，这和我们病理生理所学的血管壁受损首先是脂类沉积在血管壁的观点不谋而合。应用十枣汤，因其是化痰重剂，又略有活血通络的作用。这可以为我们研究血管生成抑制中药提供有价值的参考。

六、癌毒问题

对于癌毒之说大家认识不统一，有人说有癌毒，有人说没有癌毒，到底癌毒是什么，目前没有统一的说法。我认为癌毒是肿瘤形成的关键因素，是肿瘤之毒，而非为热毒、寒毒、疫疠等"毒邪"，与一般的气、血、痰、食、瘀等病理产物不同，故按一般气、血、痰、瘀等治疗，效果并不满意，因为癌毒是肿瘤发生发展的内在因素，只有体内气、血、痰、食等凝结成形，癌毒才会附着发病。此早在华佗的《中藏经》中就已明确指出，肿瘤的发生非独气血壅滞而致，更有五脏六腑蓄毒不流这个内在原因。宋代杨士瀛在《仁斋直指方》也认为："癌者……毒根深藏，穿孔透里。"强调癌症所见为毒邪穿孔透里所致。癌毒就是目前中医肿瘤界普遍认为肿瘤发病因素中的"毒邪为患"之毒，如吐出的食管内脱落癌组织，阴道排出的脱落的子宫内膜癌组织及赤白相兼腥臭的分泌物等均内含癌毒。

癌毒的产生有先天的因素，也有后天调养不慎的原因，各种原因使五脏蓄毒不流，癌毒就产生了。只有体内有癌毒，复加上六淫、七情、饮食劳倦等因素的诱发，才有可能患癌。现代医学认为人体自身就存在癌基因，癌基因在缺氧的情况下容易突变或缺失而致病。肿瘤局部血管畸形紊乱，同时肿瘤患者血液高凝状态，容易造成肿瘤内缺氧，引起癌基因变异。此与我提出的"癌毒是肿瘤发生发展的内在因素，只有体内气、血、痰、食等凝结，癌毒才会发病"的观点不谋而合。

治疗癌毒，除手术疗法外，主要有"以毒攻毒"的治法。

常用药物有斑蝥、蟾蜍、砒石、狼毒、钩吻、喜树、壁虎、白花蛇、轻粉等。针刺治疗癌毒最常用是围刺，或针刺特殊穴位，如消块穴（腋前纹头尖端）、章门、痞根等。

　　当然了，以上 6 个因素不是单独致病，是各个因素互相胶结致病，我把它形容成寒邪、热邪、湿邪、情志不舒导致气滞血瘀，气滞血瘀导致某一部位组织液外渗形成痰湿肿块，痰湿内阻加重气滞血瘀与寒火之邪，肿块内的寒、热、痰、湿，气滞血瘀日久引发癌毒内生形成恶性肿瘤。所以肿瘤不是一朝一夕形成的，也不是单个因素造成的，治疗要根据病机考虑全面，治疗才有好的效果。

　　有人会问：部分地区或行业存在饮食不洁（如地沟油、水污染、蔬菜农药残留过多）也是导致肿瘤的不可忽视的因素，那饮食不洁到底算哪类邪气？我认为这要根据其表现症状来定。我再次强调肿瘤的形成多为各种病因协同作用，不能过分强调某一因素的作用。我们要有意识地避开导致肿瘤的因素，注意少进餐馆，保持饮食清洁，食物不过度加工，不过度饮冷食甜，少食肉，保持精神愉快等才是预防肿瘤的重要方法。

第三章　肿瘤常用治法临证剖析

肿瘤的发生发展过程是机体的正气与邪气斗争消长的过程。目前中医关于肿瘤的病因、病机、治则认识比较完备，但临床疗效很难让人满意，这到底为何？我认为主要是大家对病因、病机、治法等细节把握的不够准确。下面就将我在临床上的应用体会向大家汇报一下，供同道参考。

一、扶正培本法

扶正培本法在临床最常用，可目前应用扶正药物存在很大问题：那就是许多中医同仁不管什么肿瘤，不管什么阶段，甚至不管气血寒热阴阳一律补气养血、健脾和胃、滋补肝肾，这样能取得好的疗效吗？扶助正气在肿瘤治疗中非常重要，是肿瘤治疗的非常重要的组成部分，但是如何扶助正气是肿瘤治疗的难点。我的认识如下所述。

（一）在疾病早期，病灶局限在一个脏器内要强调脏腑辨证

治疗时以补某一脏正气为主，同时兼顾该肿瘤容易转

移的脏器部位辨证用药。在这里要强调的是每个脏腑都有其独特的特点，都有不同的补法，单一补益药物不可能调补所有脏腑。下面介绍一下常见肿瘤的治法。

要注意用"五味养五脏"，《黄帝内经》和《伤寒杂病论》多有论述，如治疗肝癌，《金匮要略》云："夫肝之病，补用酸，助用焦苦，益用甘味之药调之。"古人说得很清楚，治疗肝病重用酸味药物，如白芍、山茱萸、乌梅等酸味药来补肝，稍微用些苦味药如虎杖、黄柏、黄连等防肝火太旺反成邪气，再用甘味药物补中气。我们看乌梅丸的组成就会了解古人是如何治疗肝病的。大家看看自己开的方子，治疗肝病的都是哪些药物，能有效吗？

今人为了说明自己观点正确，经常断章取义，有时"曲义"（歪曲原文的含义）。如对"治肝补脾"的看法，张仲景说："夫治未病者，见肝之病，知肝传脾，当先实脾，四季脾旺不受邪，即勿补之；中工不晓其传，见肝之病，不解实脾，惟治肝也。"这段是仲师根据当时许多医生治疗肝病不去实脾提出要健脾。可现在的医生呢，往往治疗肝病不去补肝，而用健脾来治疗肝病，岂不是矫枉过正？我在这里强调"夫治未病者，见肝之病，知肝传脾，当先实脾，四季脾旺不受邪，即勿补之"，脾旺不受邪，可以不补，酸味养肝才是关键。

目前在临床上应用的西药联苯双酯就是五味子的提取物，降转氨酶有效。西医都认识到了"酸味养肝"，而我们中医呢？多数还在纠结健脾来治疗肝病！

在"五味养五脏"的同时，还要注意每个脏腑的特点。如肺癌要重视补肾化痰通络，这在肿瘤科最容易忽视。治疗食管癌要深刻理解"三阳结谓之膈"，但历史上对"三阳结谓之膈"的理解多不完整或有曲解。乳腺癌疏肝健脾抗癌是正题，乳腺癌与情志、睡眠密切相关，情志与肝气、睡眠与脾虚紧紧相连。骨肉瘤要补肾健脾、通阳散结才有效，骨肉瘤是寒痰侵入骨，要补肾强骨、健脾化痰，许多骨肉瘤患者肆意饮冷，补阳通阳非常重要。胆囊癌治法与肝癌部分相通，但又不同。胆为清净之官，属奇恒之腑，容易被痰湿所蒙，应该在治疗肝癌方子的基础上加清热利湿药物。胰腺癌属厥阴病，为肝阳不足、寒湿内阻，当温阳利湿补肝抗癌，可选用乌梅丸。泌尿系肿瘤为肾虚湿毒内困，应该补肾利湿抗癌，泌尿系统疾病的加重往往是由上呼吸道感染引起的，在处方中应该加入百部、菊花、金银花等保护咽喉部的药物。

（二）肿瘤转移时，主要辨阴阳

肿瘤在多个脏器出现转移时，患者的元气大虚，这时主要是采用阴阳辨证，应用大剂量补阴或补阳药以大补元气，扶正培本，如此方有可能挽回病情一泻直下的局面。这时我更喜欢用我提出的"中医药抑瘤要重视温阳、活血、以毒攻毒、通利大小便"四大治法。

写到这里我要提醒大家的是：有时正气虚是因为邪气盛，采用扶正反而更加不适，此时急当祛邪，邪去正自复。这也是我特别喜欢刺血拔罐的原因。在扶正方面，艾灸必不可少，正如窦材所言："养生之法，灼艾第一，丹药第二，附子第三。"在解决危难急症方面，艾灸的作用非药物所能及，大家不可不知。

针刺要重视扶正穴如原穴、募穴、合穴及背俞穴。任脉、督脉等奇经八脉对十二经脉的调补作用也不可忽视。多脏腑转移时要重视经脉之间的交会穴、补穴。

二、清热解毒法

这是中医同仁最喜欢的治法。这也难怪，目前大家应用最多的是用中医药减轻放化疗副反应。放化疗副反应中多表现为热邪，应用清热解毒无可厚非，但将清热解毒应用于所有肿瘤的治疗那就有些错误了，为何？肿瘤是有热毒，但并不是所有肿瘤都为热毒，也不是每个阶段都有热毒。我的体会是头颈部肿瘤、乳腺癌、皮肤癌、外阴和子宫颈癌、食管癌、中心型肺癌、肛管癌等肿瘤与火热密切相关，这些肿瘤如用清热药物，或辛凉解表药物，或清热解毒药，或清热燥湿药物等可取得部分疗效。但即便如此，大多数肿瘤应用清热解毒药也不宜过多、过量，否则会促进肿瘤发展。这又是为什么呢？因为大多数肿瘤并不是只因火邪致病，而是寒、痰、瘀夹杂，应用清热解毒药物会加重这些致病因素。古人云："积阴之下必有伏阳。"伏阳是在积阴之下，过用清热药会加重阴邪。早在宋代窦材的《扁鹊心书》中就谈到："热病属阳，阳邪易散易治，不死；冷病属阴，阴邪易伏，故令人不觉，久则变为虚寒，侵蚀脏腑而死。"从此不难看出内脏肿瘤多为阴寒所致，形成时间较久，预后差，而属于阳邪引起的肿瘤病史并不长，预后好，生存期长。从临床来看事实的确如此，这就很好解释了为什么乳腺癌、甲状腺癌形成时间短、预后好，而肝癌、胰腺癌预后差，同时也为我们治疗这些肿瘤提供了大体的治疗思路。通过这些资料还可以分析得出患者体质强、病期早的肿瘤如生长快可从火热角度考虑，可以重用清热解毒以缓解其生长迅猛之势。

此外放疗、大多数微创治疗引起的副反应多辨证为火热所伤，也可应用清热之法。

有人会说，肿瘤与炎性介质密切相关，应该清热解毒。我如实告诉大家，慢性炎症不是炎症，不应单用清热解毒。

大家都知道慢性盆腔炎单用清热解毒效果不好，必须温阳活血清热效果才好，肿瘤也是如此或者说更是如此。美国的一位博士研究发现黄连提取物作用于乳腺癌的癌细胞，其产生的肿瘤坏死因子是未给药癌细胞的 100 多倍，而对肺腺癌细胞才产生数倍的肿瘤坏死因子，他很难解释这个问题。其实这个问题很简单，乳腺癌属热痰，肺腺癌属寒湿，黄连能燥湿清热，与乳腺癌病机相符，故而产生的肿瘤坏死因子很多，对肺腺癌的病机不甚适宜，故而结果不理想。如此看来肿瘤并不都属于热，许多属于寒。

对于清热解毒针刺方法在前面"浅析肿瘤的病机与辨治思维"部分有介绍。

三、活血化瘀法

活血化瘀法的应用是建立在肿瘤的临床表现及现代医学的肿瘤血液高凝状态基础上的。中医学认为，瘀血是肿瘤的病因病机之一，肿块的形成与瘀血有关，《黄帝内经》中就有不少关于"积聚""石瘕"等与血瘀证相关的论述。如《素问·举痛论》曰："寒气客于小肠膜原之间，络血之中，血泣不得注于大经，血气稽留不得行，故宿昔而成积矣。"《灵枢·水胀》曰："石瘕生于胞中，寒气客于子门，子门闭塞，气不得通，恶血当泻不泻，衃以留止，日以益大，状如怀子，月事不以时下。"指出肿块、石瘕的形成原因与寒邪内侵、瘀血内阻有关。肿瘤患者在临床上多表现出与瘀血有关的症状与体征，如肿块固定、痛有定处、日轻夜重、皮肤黯黑、肌肤甲错、唇舌青紫、舌有瘀斑点及舌下静脉曲张、脉沉涩等。现代医学认为，癌细胞释放出的某种物质容易引起血液高凝，高凝又为癌栓的形成、肿瘤转移创造了条件，故活血化瘀为恶性肿瘤治疗的重要法则。

因血瘀证的形成原因不同，证候表现不同，故临床上往往有理气活血、补气行血、养血活血、温经活血、泻热破血等不同疗法。一般完全单独运用活血化瘀的情况不太多，大多是结合其他疗法同时使用，运用时应细加分辨。肿瘤部位不同选药也不同，此也不可不知。

活血化瘀针法在前面的"浅析肿瘤的病机与辨治思维"部分有介绍。

目前有一个说法是活血化瘀药物容易促进转移，临床许多肿瘤患者存在程度不同的血瘀，但大多数医生不敢用活血化瘀药物。活血化瘀药物有这么可怕吗？一点都不可怕，要是临床发现有血瘀情况完全可以用活血化瘀药物。我个人认为痰、瘀、毒是肿瘤形成的三个重要因素和重要病理产物，痰阻容易导致气滞血瘀，血瘀则血液运行不畅致使水液渗出脉外导致痰湿，痰阻、血瘀致使组织缺氧容易发生抑癌基因突变或癌基因显现出现癌毒，痰、瘀、毒交织在一起日久形成癌肿，所以治疗癌肿祛痰、活血、抗癌缺一不可。

我在临床观察到，许多患者出现溶骨性骨转移时存在明显肾虚的并不多见，而更多的是由于血瘀伴血热，为何？从临床症状看，骨转移的疼痛，夜间加重，符合血瘀；再从舌象看，很多骨转移患者存在舌偏暗，或紫，或有瘀斑，或舌下静脉曲张，此必为血瘀。血瘀容易理解，为何说夹热？解释清楚这个问题可从治疗骨转移的有效药物看，治疗骨转移的有效药物是解热镇痛药、双磷酸盐类，而非吗啡类。解热镇痛药属于中医辛凉解表药，依此解释骨转移存在血热比较容易理解。双磷酸盐类说其为辛凉解表药就不容易理解，其实也不难理解，双磷酸盐常见副反应是疼痛加重、发热，什么容易引起疼痛？寒邪最容易引起疼痛。什么情况下出现发热？单纯内热不容易引起发热，即使发热也不会太高，内热夹有外寒时极易发热、高热，如此就不难理解双磷酸盐也为辛凉清热药了。另一个证据就是唑来膦酸会引起颌骨坏死，颌骨坏死在中医叫做"走马疳"，走马疳病因为极寒，这样就可以推测骨转移除有血瘀外还夹有内热。治疗骨转移应活血清热方为正治。

成骨性骨转移也存在血瘀的情况，也表现有瘀血疼痛，但其是寒痛，为何这样理解？看一下骨转移的影像学片子就明白了。溶骨性破坏是虫蚀样破坏，骨头内部许多空洞，空洞在中医学来说是缺少物质，是阴虚，阴虚则内热，而成骨性破坏是病灶部位白花花一片，如同冰碴聚在一起，给人以寒冷的感觉，这是寒凝，用独活寄生汤和火针有效。

四、软坚散结法

凡能使肿核、结块软化或消散的方法称之为软坚散结法。临床上常与其他方法配合，很少单独使用。很多肿瘤属于中医"癥瘕、积聚、瘰疬"等范畴，究其原因，或为痰浊凝聚，或为瘀血内停，或为气机郁滞，均为邪气聚结于某一局部的表现。临床上肿瘤患者往往可见肿块硬结、积聚痰核，有的推之可移，但大多数固定不移或边界不清，增大迅速，因气滞、血瘀、痰浊、癌毒等病因的不同可出现不同的伴随症状。根据《黄帝内经》提出的"坚者消之……结者散之"的治疗原则，或化痰散结，或化瘀散结，或理气散结，或解毒散结等。我认为恶性肿瘤不应该单独应用软坚散结法，该法应揉在其他治法中。

五、化痰利湿法

化痰利湿法在肿瘤治疗中常用。肿瘤之成因，除了血瘀外，痰湿凝聚也是主要病因病机。朱丹溪首先提出肿瘤的发生与"痰"有关，又称"痰之为物，随气升降，无处不到"，又如《医学入门》曰："盖瘿瘤本共一种，皆痰气结成。"肿瘤形成之后，痰湿又是肿瘤的重要病理产物，临床上很多肿瘤常出现痰湿症状，如食道癌常因管道狭窄而致痰涎壅盛、肺癌的咳嗽痰多、癌性胸腹水等。因此，化痰祛湿法也是肿瘤的重要治法之一。化痰祛湿应用得当不但可以改善症状，有些肿瘤还能得到有效控制。

很多肿瘤的痰湿非半夏、胆南星、瓜蒌、薏苡仁等所能奏效，需用海浮石、青礞石等化顽痰，而部分与痰、湿、饮密切相关的肿瘤必须用甘遂、大戟、芫花、马钱子等峻猛之品方能奏效。

中医对痰、湿、饮有明确的辨证指征（我在临床上发现痰湿患者的舌苔与舌质多混为一体），治法也不尽相同，中医临床医生必须明识。

我的观点是除临床出现痰湿症状当辨其痰湿外，还可从痰湿的生成与脏腑特性、痰湿引起的体征来辨证。淋巴结转移多为痰湿所致，如肿瘤出现淋巴结转移说明患者痰湿较重，需要加强祛痰化湿药物的治疗。中医认为脾胃为生痰之源，肺为储痰之器，故而胃肠道、肺部肿瘤极易出现淋巴结转移；胆为清净之腑，最易为痰湿所扰，故而胆系肿瘤容易出现淋巴结转移。此外与痰湿密切相关的肿瘤很难切除干净，很容易出现周围浸润转移，如原发性脑瘤、胰腺癌、胆管癌、卵巢癌、肠道肿瘤、膀胱癌等就是这种情况，治疗这些肿瘤时应重点从痰湿论治。

在这里需要强调的是：并不是所有肿瘤都存在痰湿，如肝细胞肝癌。肝细胞肝癌即使肿瘤位于近包膜处也不容易浸润肝曲部位肠道，也不容易出现淋巴结转移，所以对肝细胞肝癌的治疗祛湿化痰法不应是主要治法。

在此还要和大家交代一下，痰、湿、饮所在部位不同则用药及剂量不同，并且要重视痰湿在经络时的用药，这可作为淋巴瘤和非脏腑肿瘤的治疗思路。

另外目前中医医生不识大陷胸汤证者甚多，觉得大陷胸汤证临床很少见，事实上不少腹膜癌或腹膜转移癌、不全肠梗阻等就是大陷胸汤证，用之往往覆杯症减。

如何认识肿瘤的痰湿饮各因素，我简单地概括为见到肿物者肯定有痰；肿瘤很难切净者、脑积液、大量腹水多为夹湿；伴有胸腔积液、心包积液、腹部局限性积液者多为夹饮。

治疗痰湿饮的针灸方法在前面"浅析肿瘤的病机与辨治思维"部分有介绍。

六、以毒攻毒法

肿瘤是癌毒，必当以毒攻毒，前面已有详细论述，此处不再赘述。在这里要谈谈对"大毒去病"的看法。《素问·五常政大论》："大毒治病，十去其六；常毒治病，十去其七；小毒治病十去其八；无毒治病去其九。谷肉果菜，食养尽之，勿使过也，伤其正也。不尽，行复如法。必先岁气，无伐天和，无盛盛，无虚虚，而遗人夭殃；无致邪，无失正，绝人长命。"目前人们经常引用的是"大毒治病，十去其六……谷肉果菜，食养尽之，勿使过也，伤其正也"，可往往看不到后面所说的"不尽，行复如法"，是讲病邪未去，可以继续"以毒攻毒"，但再"以毒攻毒"必须遵循"必先岁气，无伐天和，无盛盛，无虚虚"的条件。如此看来即使我们肉眼看不见肿瘤，即使是肿瘤标记物高于正常也可以"以毒攻毒"。以毒攻毒针灸方法主要是围刺，或火针，或芒针，或毫针。

第四章　肿瘤辨证心悟

一、肿瘤辨证要以阴阳辨证为主

肿瘤的辨证应该是肿瘤治疗的灵魂。目前所有书包括教科书谈到的肿瘤辨证都是采用的内科学辨证体系。仔细研究可以发现，中医内科有内科的辨证体系，外科有外科的辨证体系，皮科有皮科的辨证体系，儿科有儿科的辨证体系，可唯独肿瘤就没有自己的辨证体系。肿瘤的辨证体系是什么，古人没有人谈，今人还没人说，我在临床中观察到肿瘤的辨证要以阴证、阳证辨证为主。阴阳是八纲中的总纲，是辨别疾病属性的两个纲领，临床上对肿瘤的辨证要以阴阳为主，可事实上肿瘤科医生以阴证、阳证辨证者甚少。

目前中医肿瘤界辨证分三种，第一种是不论肿瘤、不论分期皆采用补益药物，或补气血，或补脾肾，观其方不知其治何病，偶见对证者有效，但难以之消灭肿瘤；或弄一些抗肿瘤中草药汇成一偏方来治疗所有肿瘤，疗效大家可想而知。第二种是脏腑辨证，是在补益基础上发展而来，针对脏腑而治，疗效较好，部分患者可有效消瘤。但脏腑辨证解决不了非脏腑肿瘤的治疗，晚期多脏腑转移的肿瘤患者很难用某一脏腑辨证来解决，对此我在后面写了非脏腑肿瘤中医辨证的补充。第三种是阴阳辨证，这不是教材中阐述的简单的阴证、阳证辨证，也不是脏腑的阴证、阳证，而是从古代阴阳式的辨证到多种分型辨证再到阴类证、阳类证的简化辨证，这并不是简单的回归，而是基于充分的理论依据和肿瘤现代辨证研究的成果，是肿瘤中医辨证发展的必然要求，它突破五行脏腑辨证上的追求，不被复杂的症状迷惑，不至陷入"见病医病"的粗浅地步。肿瘤的阴阳辨证准确不仅可以显著改善症状，而且可明显抑制、消灭肿瘤。

　　我们必须认识到肿瘤是外科疾病，是诸多因素导致的气血不和而形成的肿物，目前日本还把肿瘤称为"肿疡"。辨治外科疾病，首先辨清阴阳属性。故《素问·阴阳应象大论》言："善诊者，察色按脉，先别阴阳。"《疡医大全》论："凡诊视痈疽，施治，必须先审阴阳，乃医道之纲领。"《外科证治全集》将外科病分阳证、阴证，常用阳和汤、小金丸、犀黄丸等药，这些药物在肿瘤科也常用。

　　要真正认识肿瘤的阴证、阳证，应该从以下几方面认识。

（一）以肿瘤部位分阴证、阳证

肿瘤是有寒热之分的，而且寒热与肿瘤部位、病理类型有一定关系。大家仔细研究不难发现消化道肿瘤中口腔部、咽喉部、食道部位肿瘤往往是鳞癌，一到贲门就变成腺癌了，贲门直到乙状结肠仍是腺癌，可到肛管就变成鳞癌了；皮肤部位肿瘤多见鳞癌；还有鼻咽、子宫颈部位肿瘤多为鳞癌。鳞癌中医多辨证为火，仔细研究发现这些部位的肿瘤多直接与外界相通，此与中医的"清阳发腠理，浊阴走五脏"有关。

再看看同一部位不同类型的肿瘤也有寒热之分，如肺癌，从影像学角度看，鳞癌、小细胞癌多生长在大支气管附近，与吸烟明显相关，位近肺门，与外界接触而且频繁接受烟火熏烤，故可认为鳞癌、小细胞癌多为火；腺癌多为周围型肺癌，位近胸膜，中医多辨为寒湿。出现散在病灶多说明患者性格急躁，有火、有郁。

将"阳布于表"中"表"的概念扩展一下，位近体表的肿瘤属火者多，如乳腺癌（有位道长曾和我多次说乳腺疾病多为火）、浅表原发性恶性淋巴瘤、精原细胞瘤、前列腺癌属火热者较多，与之相对的，内在脏腑的肿瘤多属寒，如胰腺癌、肾癌等。

我的这些认识是否正确呢？从临床上看是非常正确。

现代医学的化疗方案、靶向药物治疗支持了肿瘤寒热燥湿理论，我在这里先说明几个药物，为以下解释作为铺垫。紫杉醇是寒药，为什么？紫杉醇最常见的一个副反应是关节疼痛，六淫之邪哪个最容易引起疼痛，自然是寒邪，疼的含义是病于冬，痛的含义是病于甬（指道路）不通，疼痛的病机是寒邪引起的气血凝滞。健择是热药，寒药伤阳，热药既伤阳又伤阴，健择容易导致全血下降，我认为它是热药。依立替康是热药、燥药，因该药容易引起口干，是燥药，易引起腹泻，是热药，为何？《黄帝内经》"暴注下迫，皆属于热""多寒则肠鸣飧泻，食不化，多热则溏出糜"，依立替康引起的腹泻很重，无不消化食物，属暴迫下注类型。部分靶向药物是热药，可从它们的副反应如红色皮疹、脓疱来证明。

　　治疗乳腺癌的药物首选紫杉醇而不是健择，反复复发者治疗才用健择，为什么？大多数乳腺癌属火热，自然选择紫杉醇这个寒药，只有反复治疗后复发才用健择，因为反复用寒药导致阳虚，用寒药无效者才选择健择这个热药。

　　健择治疗肾癌、紫杉醇治疗前列腺癌效果好，为什么？大家会说这是循证医学得出的结果，用中医理论能否解释呢？太简单了，我在前面说了，肾癌属寒者居多，前列腺癌属热者居多，自然健择这个热药治疗肾癌好，紫杉醇性属寒者治疗前列腺癌好。同属泌尿生殖系统，因部位不同、寒热有别，故选药有异。

同样道理胰腺癌选用健择、特罗凯，紫杉醇不是主药，这就不用我解释了。

B2-07 研究荟萃分析 6671 例患者，共有 18 个临床研究机构，采用 8 组对照，得出的结果提示：①晚期非小细胞肺癌患者一线含健择方案显著降低疾病进展风险达 14%；②一线含紫杉醇方案显著增加疾病进展风险达 21%。晚期肿瘤阳虚者居多，自然健择治疗有优势，紫杉醇处于劣势，会促进疾病进展。

再看看常用的靶向治疗药物易瑞沙，循证医学得出的结论是其优势人群为东方不吸烟的女性肺腺癌患者。大家不妨分析一下易瑞沙所对应的中医证型是什么？易瑞沙最常见的副反应说明了什么？东方人相对于西方人而言体质较弱，中医认为女性属阴柔之体，不吸烟女性肺部肿瘤属阳虚者居多，肺腺癌中医辨证为寒湿，所以易瑞沙所对应人群是肺癌属寒湿者，EGFR 阳性者可能为寒湿型肺癌人群。易瑞沙的副反应是手足皲裂、严重的红色皮疹，手足皲裂是燥邪引起，红色皮疹是热入血分无疑，所以易瑞沙是燥热药物，是治疗寒湿型非小细胞肺癌的理想药物。有报道称易瑞沙还可治疗食管癌、乳腺癌等，哪些患者适合呢？

中医讲"异病同治"，辨证为寒湿型肿瘤患者皆适合应用。当然，要是小细胞肺癌证属寒湿者自然也能用了。

靶向药物泰欣生在临床应用过程中疗效显著，最早报道治疗头颈部肿瘤、食管癌，从理论上分析泰欣生是寒药，应该对热性肿瘤有效。近年来应用于肺鳞癌、乳腺癌、肝癌、宫颈癌效果很好，证明了泰欣生是寒药的说法。

上面的例证很好地说明了肿瘤是有寒热之分的，而且寒热与部位明显相关。但是这是一般规律，也存在与上述不一致的情况，临床应参照其他辨证方法才不至于错误判断。

临床发现，包绕大血管尤其是大动脉的肿瘤性质偏阴证，所以包绕大动脉的肿瘤不一定容易转移。成骨性骨转移是寒凝偏阴证，溶骨性破坏是阴虚内热偏阳证。颈部淋巴结转移是痰热、腋下淋巴结转移是气滞夹痰火，这两者偏阳证；腹腔淋巴结转移是阳虚寒湿，腹股沟淋巴结转移是肝经寒湿，偏阴证。

（二）以肿瘤生长速度、病程长短分阴证、阳证

宋·窦材在《扁鹊心书》说："热病属阳，阳邪易散易治，不死。冷病属阴，阴邪易伏，故令人不觉，久则变为虚寒，侵蚀脏腑而死。"在这里可以读出阳性肿瘤发病时间短、易治、生存期长，阴性肿瘤发病时间长、难治、生存期短。事实上的确如此，阳证肿瘤如乳腺癌、甲状腺癌容易被发

现、发病时间短，容易治疗，生存期长；而胰腺癌、肝癌、肺癌等阴证肿瘤部位深，不易被发现，发病时间长，治疗效果大多不好，生存期短。

临床发现，胰腺癌一旦出现症状生存期往往不超过6个月，可国外研究发现从胰腺癌细胞突变到可检测到肿瘤需要25年时间，从生成时间来看，胰腺癌绝对是阴证。而乳腺癌呢，就长在体表，往往是1~2年前检查什么都没有，某一天自查发现乳腺无痛性结节，手术切除是恶性，前后不过短短一两年，而且绝大多数乳腺癌生存期都较长，生存期达到二三十年很常见。

在临床上如发现肿瘤生长速度快，应考虑局部有火，在总治法不变的情况下用清热解毒药物效果会好一些，如单纯用温补反而促进肿瘤生长。选择化疗药物、靶向治疗药物也应遵循这个理论。

（三）以局部症状辨阴证、阳证

以局部症状辨阴阳，古今多有论述。一般而言，皮肤、肿瘤颜色红活焮赤的属阳，紫暗或皮色不变的属阴；皮肤温度灼热的属阳，不热或微热的属阴；体表肿瘤以肿胀形势高起的属阳，平坦下陷的属阴；体表肿物肿胀范围以肿胀局限、根脚收束的属阳，肿胀范围不局限、根脚散漫的属阴；肿块硬度以软硬适度、溃后渐消的属阳，坚硬如石、或柔软如绵的属阴；疼痛感觉以疼痛比较剧烈的属阳，不痛、隐痛或抽痛的属阴。

（四）以肿瘤分期辨阴证、阳证

无论何种肿瘤，只要到了晚期，出现多处转移，多表现为阴证。经过多次反复治疗后，即使原发性肿瘤为阳证也多会转为阴证。

（五）以脉象辨阴证、阳证

脉象虽是全身症状的一部分，在此单列自然有其重要意义。肿瘤患者不同于其他疾病患者，其阴阳气血皆虚，到底阴阳谁最虚，靠脉象可以帮助判断。一般而言，脉来长去短阴虚重一些，来短去长阳虚更重一些，概脉象来为阳、去为阴也。同时五部以上见弦脉，则为阳虚饮盛，左脉沉弦为水蓄膀胱，用五苓散；右脉沉弦为水在胃肠，用控涎丹；脉硬不流利者，则为寒凝。

（六）以运气学辨阳证、阴证

我在《黄金昶中医肿瘤辨治十讲》《黄金昶肿瘤专科20年心得》反复论及运气学，其实运气学在帮助判断阴证、阳证方面也发挥重要作用。根据生辰与发病时运气学对比，可以了解哪些因素在影响发病。影响发病的因素厥阴肝木、少阴君火、少阳相火与阳明燥金、太阴湿土、太阳寒水，前三者为阳、后三者为阴，再根据发病部位了解肿瘤局部是阴证还是阳证。

（七）以全身症状辨阴证、阳证

不同的疾病表现出的阳证、阴证证候不尽相同，各有侧重，但阴证、阳证各有特征性表现。阳证特征性表现主要有：面色赤，恶寒发热，肌肤灼热，烦躁不安，语声高亢，呼吸气粗，喘促痰鸣，口干渴饮，小便短赤涩痛，大便秘结奇臭，舌红绛，苔黄黑生芒刺，脉浮数、洪大、滑实。阴证特征性表现有：面色苍白或暗淡，精神萎靡，身重蜷卧，畏冷肢凉，倦怠无力，语声低怯，纳差，口淡不渴，小便清长或短少，大便溏泄气腥，舌淡胖嫩，脉沉迟、微弱、细。

清·陈士铎《洞天奥旨》中明确指出："阳证必热，阴证必寒；阳证必实，阴证必虚。阳证之形，必高突而肿起；阴证之形，必低平而陷下；阳证之色必纯红，阴证之色必黛黑。阳证之初起必疼，阴证之初起必痒。阳证之溃烂，必多其脓；阴证之溃烂，必多其血。阳证之收口，身必清爽；阴证之收口，身必沉重……阳变阴者，服凉药之过也；阴变阳者，服热药之聚也。然，以此消息之，万不一失。"这段论述对临床有重要指导意义。另外其还指出"阳变阴者多死，阴变阳者多生"，据此可以认为由于局部针灸可使部分肿瘤变大，是阴证变阳证的表现，这只是肿瘤治疗过程中一个短暂阶段，很快肿瘤会缩小，不必惊慌。事实上现代医学治疗肿瘤的微创疗法，绝大多数是热损伤，刚刚治疗后肿瘤会变大，是因为热损伤造成组织水肿引起肿瘤体积增大，在治疗 1 个月后水肿消失后肿物会缩小。针灸治疗肿瘤机理与此相同。

　　前面 7 点是肿瘤阴证、阳证的辨证要点，只要全面分析，辨别阴证、阳证并不难。阴阳辨证时还应该注意肿瘤局部与全身的辨证，临床时常见到局部有热证而全身为寒证，局部有寒证而全身为热证，在用药时更应兼顾全身与局部，这样才有好的疗效。同时要认识到在肿瘤的晚期不能仅补气血、健脾肾，更要辨阴证、阳证，只有大胆应用大热大寒之药，才有可能挽回生机。有些肿瘤也可治愈，这样的例子并不少见。

二、非脏腑肿瘤中医辨证论治

　　中医药在肿瘤的治疗中发挥着重要作用，它不但可以减轻放化疗副反应，改善患者生活质量，而且在抑瘤消瘤方面也有较好的作用。我在多年的临床实践中逐渐摸索出一套非脏腑肿瘤（指发生在非五脏六腑、奇恒之腑等部位的肿瘤）的辨证思路及方法，补充了非脏腑肿瘤中医辨证的不足，在临床上取得了较好的疗效，现记录如下，以和同道切磋共进。

（一）三焦辨治

对三焦的论述首见于《黄帝内经》。从位置上说《灵枢·营卫生会》："上焦出于胃上口，并咽以上，贯膈而布胸中……中焦亦并胃中，出上焦之后，此所受气者，泌糟粕，蒸津液，化其精微，上注于肺脉，乃化而为血……下焦者，别回肠，注于膀胱而渗入焉。"从功能上看，"上焦如雾""中焦如沤""下焦如渎"。古代对三焦的认识主要是部位和功能，而临床辨证仅仅在针灸学与温病中有论述。至于温病学中的三焦辨证之三焦，其与六腑之三焦不同，应另当别论。

古人在三焦的中药治疗上没留下丰富的例证供我们参考，就是简单的阐述都难得一见。那么古人的部位三焦有没有临床意义呢？我认为是有的。每个脏腑都有自己的功能特点，那么每个部位的病变也应该有自己的病因病机特点。现在强调脏腑辨证，脏腑之间应该是有联系的，每一焦相邻脏腑多有相近的病机特点，用药应该有相近的方药，如生脉饮既应用在心血管疾病，又应用在慢性呼吸系统疾病，这就是例证。张仲景能通过六经辨证，把经络、脏腑及阴阳转变的病变联系起来辨证，为什么我们不能把三焦的病变一起辨证呢？！

三焦的每一焦脏腑是联系的，应该有每一焦的病因病机特点，仔细分析一下《金匮要略》中的胸部用药瓜蒌薤白半夏汤、瓜蒌薤白白酒汤、薏苡附子败酱散等，不难看出，不论治肺脏还是治心脏的方药都应用温阳化痰之品，为什么呢？古人认为心为大阳，温煦全身五脏六腑、气血经络、四肢百骸，上焦易阳虚，肺为储痰之器，上焦多为阳虚、痰蒙，所以治疗上焦的疾病多采用了温阳化痰之法。纵隔、胸膜部位肿瘤宜温阳益气化痰，纵隔内的肿瘤如为神经肿瘤可加祛风之品，气管肿瘤或淋巴瘤加清热散结之药，食道肿瘤加降逆和胃的方药，胸膜肿瘤重用温阳利水药。

中焦包括肝、胆、胰、脾、胃等脏器，治疗脾胃用健脾和胃之法，治疗肝胆胰的病变从古至今大多没有离开脾胃，皆从脾胃下手。脾胃主斡旋中州，腐熟消化，吸收转输水谷精微。脾胃患病则多升降失常、痰湿困阻，故中焦肿瘤多有脾胃失和、痰湿困阻的特点，所以治疗腹腔非脏器肿瘤宜健脾和胃、化痰消痞。

下焦虽分消化道系统、泌尿生殖系统，也多从温阳化湿之法，为何？肾水需要心阳温煦，所以下焦多寒多水；湿易下注，故下焦多为湿困，所以桂枝茯苓丸剂可应用于泌尿生殖系统疾病，又可应用于消化道系统疾病。

理解了这些，如在辨证的基础上再结合三焦辨证疗效会更好一些。

当然了，三焦是运输水谷气血的通道，《难经》对三焦功能有详尽解释，三焦患病则容易火郁湿阻，所以治疗火证要重视三焦的左阳池穴，治疗湿证选用三焦募穴石门穴。

（二）部位辨治

部位辨证的思想源于《素问·太阴阳明论》"伤于风者，上先受之。伤于湿者，下先受之"、《素问·阴阳应象大论》"地之湿气，感则害皮肉筋脉"及《灵枢·百病始生》"风雨则伤上，清湿则伤下"。清·高锦庭在《疡科心得集》例言中云："盖疡科之证，在上部者，俱属风温风热，风性上行故也；在下部者俱属水属湿，水性下趋故也；在中部者，多属气郁火郁，以气火俱发于中也。"可见不同部位容易感受不同邪气，治疗自然不同，部位辨证施治是中医辨证的一个重要组成部分。肿瘤的中医辨证可从下面几个方面认识：

1. **体表和内部**　中医学认为外为阳，内为阴，通过临床仔细观察就会发现接近体表的或与外界相通的原发性肿瘤如乳腺癌、甲状腺癌、鼻咽癌、食管癌、肛管癌、皮肤癌、宫颈癌、浅表淋巴瘤、中心型肺癌及前列腺癌发病初期多为火证，此与阳气多布于表有关，所以治疗体表肿瘤少用温阳药或慎用温阳药，如大剂量应用温阳药物会促进肿瘤发展。而体内肿瘤尤其中下焦肿瘤可用附子、川乌、草乌、肉桂、干姜之属温阳药，效果往往较好。记得我科其他医生治疗一例外阴癌患者，大家不知道选哪个方案，我根据外阴部位属阳建议用紫杉醇加顺铂的方案，两个方案后肿瘤缩小殆尽，为追求疗效，进行了局部放疗，谁知肿瘤不减小反而迅速增大，众人愕然，不知所措。这个现象如用体表偏阳理论解释就很容易理解了。

2. 头颈部和腹部下肢　阳邪上行，头颈部肿瘤多夹风、热、痰，治疗上可重用祛风、清热、化痰药物；阴邪下注，又脾主四肢，下肢受邪多夹湿、夹寒，治疗上以温阳化湿为主。我科里曾讨论病例，一个肾癌术后锁骨上、腹腔淋巴结转移的患者，口服索坦（舒尼替尼）2年，颈部淋巴结消失殆尽，而腹腔淋巴结日渐增大，压迫淋巴管出现大量腹水和大象腿一样的下肢水肿，其主治医生不知何因，百思不得其解。其实只要了解头颈部与腹部下肢辨证不同，这个问题就很好解释了。对淋巴结而言，锁骨上颈部淋巴结多属痰火；腹腔淋巴结多属寒湿；腹股沟淋巴结多为肝经寒痰。索坦为极寒药，所以对属于痰火的锁骨上淋巴转移癌有效，但对属于寒湿腹腔淋巴结无效，反而有害。腋下出现淋巴结是因为肝气郁滞，《灵枢·邪客》曾说"肝有邪，其气留于两腋"，腋下淋巴结可针刺期门、消块穴（腋前纹头尖端）调理肝气。

3. 胸腹部和背部　背为阳，腹为阴，背部为阳经所过，背部转移肿瘤多为阳虚，治疗上应温阳补肾。我曾治疗一例肾癌背部胸椎转移肿瘤患者，曾行伽玛刀治疗2次，肿物未消，用金匮肾气丸加鹿角胶、草乌、川乌，半月后肿物消失。胸腹部为阴，胸为阴中之阳，腹为阴中之阴，所以胸部、腹部肿瘤的治疗也不尽相同，自然用药也不尽相同。

4. 经络　经络有"内属于脏腑，外络于肢节"的生理功能，故脏腑的病变可以反映到其所属经络循行线上，经络病变可从所属脏腑来治疗。临床上如肿瘤长在经络上，可从经络所属脏腑来辨证，从十二经的特点来推出疾病的性质，如督脉为一身之阳，在督脉循行线上的肿瘤必有阳虚之象；任脉为阴脉之海，任主胞胎，任脉为病有元气不足、元阴亏损之象；六条阳经主腑病，多见热证；六条阴经主脏病，多见寒证。根据病变所属脏腑的特点辨证用药，如用小柴胡汤为主治疗耳道肿瘤，乌梅丸为主治疗太冲部位肿瘤与腹股沟肿瘤皆取得满意疗效。

5. 同一脏器不同部位　上面谈到脏腑肿瘤从脏腑辨证，即使是同一脏腑的肿瘤治疗也有不同，治疗还可细化，把脏腑肿瘤发生部位分阴阳，如肺癌靠近胸膜的肿瘤多见寒湿，治疗上重温阳化湿；靠近纵隔、肺门的肺癌多夹痰、夹热，治疗上重用清热化痰药；肺内出现多个病灶一般为患者多怒、情志不畅，加用理气清热药物。

（三）根据转移部位体征辨治

肿瘤晚期多出现淋巴、骨、肝、肺、脑等部位转移，也多出现胸腹水。肿大的淋巴结为有形之物，按之软，或韧，或硬，此乃无形之痰。肿瘤出现淋巴结转移者应考虑痰的因素，在治疗时适当的加化痰散结药会有意想不到的效果。溶骨性骨转移患者多为血瘀兼血热，在补肾壮骨的同时化瘀兼清血热；成骨性骨转移多为阳虚痰聚，用独活寄生汤和阳和汤加减。出现肝转移者多肝血不足，应加上滋养肝血的药，如白芍、生熟地、山茱萸；出现肝转移也可因为血瘀、气滞，应该随证加减。肺转移者注重补肺气养肺阴，同时结合转移位置，或加强温阳化湿，或加强清热化痰。头为诸阳之会，脑转移多见于痰热夹风的患者，故治疗脑转移注意清热化痰祛风。临床上胸水、腹水很常见，并且容易反复，很难消除，《黄帝内经》明确告诉我们"诸病水液，澄澈清冷，皆属于寒"，在胸腹水（乳糜胸腹水除外）的治疗上要注重温阳利水化湿，重用附子、肉桂、干姜、川椒、桑皮、葶苈子、龙葵、细辛等。

（四）根据年龄和病理类型辨治

在治疗上应考虑年龄的因素。少年患者注意先天不足的问题，从补肾论治；人到老年，正气渐衰，老年患者从后天不足来考虑，注重补脾肾。辨证的同时还应考虑病理类型。一般而言，鳞癌属火多见，治当清火；小细胞癌生长迅速，符合火热宜散、宜宣的特点，自当按火治之。此外肉瘤来自间叶组织，在胚胎发育中就已存在，且肉瘤以年轻人多见，故肉瘤的治疗重用补肾。

（五）根据并发症辨治

有些看似与肿瘤无关紧要的疾病往往可以给我们提供正确的辨证思路。如息肉很常见，息肉常出现在什么部位呢？常出现在鼻腔、胆囊、肠道（多在左半结肠、乙状结肠、直肠），这些与痰火有关。肠道息肉多夹湿邪；卵巢容易出现囊肿，而子宫出现肌瘤、息肉，肌瘤息肉较坚硬为痰水火结于下，囊肿是水则为寒湿。在临床见到这些疾病时可以协助辨证。

（六）根据运气学辨治

大多数肿瘤患者的发病与出生、年运有关，所以在临床辨证不很明确时，可应用运气学帮助临床辨证。

第五章　肿瘤外治之理

内病外治是中医治疗的一大特色，特别是在肿瘤临床治疗中更显示了其独特作用。目前应用较多的是中药外治，主要是中药外敷、外洗、搐鼻等，以中药外敷应用最广泛，外用透皮给药紧跟国外步伐，被称为"第三大给药途径"。

事实上中医外治不仅包括中药外用，还包括针刺（刺血拔罐、芒刺、围刺、火针等）、艾灸、穴位按压（如生物全息疗法、背俞穴按压）等，这些在肿瘤治疗中也同样发挥着重要作用。下面和大家谈谈肿瘤的外治之理，以和同道商榷，并请批评指正。

一、外治直达病所

肿瘤的中药外治是采用中药施治于某一特定部位或器官来治疗肿瘤的一种独特方法，《理瀹骈文》说："外治之理，即内治之理，外治之药，即内治之药，所异者法耳，医理药性无二，而法则神奇变化。"外治之法同内治法一样，均是在中医辨证论治基础上选用药物。其有三大特点：

1. 药力更强　药物经过皮肤或黏膜表面吸收后，药力直达病所，作用更集中，对位于体表的肿瘤作用更强，诚如清代徐灵胎所言："疾病由外以入内，其流行于经络脏腑者，必服药乃能驱之，若其病既有定所，在皮肤筋骨之间，可按而得者，用膏药贴之，闭塞其气，使药物从毛孔而入腠理，通经达络或提而出之，或攻而散之，较服药尤有力。"《医学源流论》亦云："使药性从皮肤入腠理，通经贯络，较之服药尤有力，此致妙之法也。"

2. 副反应小　避免口服经消化道吸收所遭遇的多环节灭活作用，及一些药物内服带来的某些毒副作用，一旦出现副反应可以马上将药物清除，避免对身体更大的伤害。

3. 适用于一些口服中药困难的患者　尤其是晚期肿瘤（梗阻、食欲差、大量腹水）患者，本来进食就很困难，而且脾胃功能很弱，靠口服药物很难吸收，疗效欠佳，中药外治更具优势。

二、神经调节作用

癌性疼痛是晚期癌症患者的主要并发症，严重影响患者生活质量。在疼痛患者中，因各种原因 50%~80% 的疼痛没有得到有效控制。中医中药治疗疼痛手段多、起效快、疗效佳。我认为这是中医药通过神经调节作用止痛。止痛

快的方法有刺血拔罐、鼻腔给药以及浮针治疗。刺血拔罐
有专门章节介绍，这里不再阐述。

鼻腔给药应该是止痛最快的中药疗法，一般是将药粉
研成极细末，调整 pH 值达到 7.4（目的是避免鼻腔因药物
刺激有灼热感受），直接喷入鼻腔，一般 1~2 分钟起效。
较吗啡类止痛药（一般 20 分钟起效）起效要快，但是鼻腔
给药止痛作用较弱。

对于浮针止痛，一些中医医生不是很清楚，它是用一
次性的浮针等针具在局限性病痛的周围皮下浅筋膜进行扇
状扫散的针刺疗法，是传统针灸学和现代医学相结合的产
物，治疗疼痛效果显著。浮针疗法刺激皮下疏松结缔组织
的面积是传统针刺的 20~30 倍，因此其疗效也大大提高；
而且取穴少，每次 1~2 个进针点，治疗次数大大减少。

三、异物刺激激活局部免疫功能

肿瘤多发于中老年人，缘于中老年人免疫功能低下。
由于免疫监视功能低下，肿瘤容易复发转移；而肿瘤雄踞
的局部，免疫功能更加低下。如此推测，最大限度地提高
肿瘤局部的免疫功能是治疗肿瘤较好的办法。目前肿瘤的
免疫治疗多为全身治疗而缺少局部治疗。如何最大限度地
调集免疫功能来围攻肿瘤，抑制、消灭肿瘤也是肿瘤界研

究的重点。

在这一点上中医药具有绝对优势，中药的脏腑调补是提高脏腑免疫功能的主要手段，火针、毫针、芒针围刺等手段也是提升肿瘤局部免疫功能最为直接有效的方法。火针治疗 2~3 次后可见到肿瘤变软、缩小；毫针围刺对解决肿瘤引起的疼痛、肾盂积水、腹胀等效果满意。

学术界部分专家认为针刺是外物入侵，会调集免疫相关细胞汇集于受损局部，消灭异物。由于肿瘤是自体细胞变异而成，又在生成的同时抑制了全身和局部的免疫功能，肿瘤生长不被监视和限制，通过火针、毫针、芒针围刺，最大限度地调动局部免疫功能，攻击局部肿瘤邪气，自然会减轻症状或促使肿瘤缩小。

四、经络传导功能

经络传导作用是针刺的理论基础，由于穴位、经络、脏腑、皮部有着密切联系，调整相关穴位可以很好地调整脏腑功能，可以治疗脏腑疾病；同时由于经络的关系可以通过远端取穴治疗本经疾病。相对而言，刺血拔罐调整脏腑功能要比中药明显强一些。

五、穴位本身功能

身体内脏腑、经络的气血输注于体表的部位叫做穴位，又叫腧穴、穴道。当身体产生病痛时，通过刺激相应的穴位，可以激发经络之气，经气运行至内脏，调整脏腑功能，提高人体内在的抗病能力。现代医学认为，穴位附近神经和血管比较丰富，刺激穴位会增强神经系统的功能，改善病变部位的血液循环和新陈代谢，使病变组织细胞得以快速康复，从而达到治愈疾病的效果。事实上却不尽然，要是这样的话把穴位按阿拉伯数字编码就可以了，没必要命名这么多穴位名。事实上，每个穴位名蕴含着很深的奥秘，要么提示它的功能，如气海、关元、百会，要么提示形态，如大椎。每个穴位的功能不可能完全一致，哪怕是同一经络相近的两个穴位。在这里所谈的外治就是利用穴位的功能。对穴位功能研究最透的莫过于神阙穴，神阙穴不仅是最好的外用给药部位，而且穴位本身具有许多功能，所以人们常常通过神阙治疗许多疾病，并发展出脐疗学。

六、特效部位功能

人类在长期与疾病斗争过程中逐渐摸索出一些阿是穴、特效穴位，通过这些穴位治疗相关症状或疾病取得满意疗效。如通过天突穴及其周围压痛点刺血缓解肛门周围不适，肩平穴（阳陵泉下 3 寸）治疗胸胁疼痛、肩周炎、颈椎病，按压第二掌骨相关部位治疗全身部位疼痛不适等。

利用特效部位治疗疾病不是利用其经络传导作用，而是利用其功能主治或生物全息，这些功能主治多为现代医学明确的疾病。

七、祛邪以畅气血

研读《黄帝内经》，言所有疾病不过病气血尔，肿瘤也为气血不和病。前面论述了肿瘤为气滞、血瘀、痰阻、癌聚。癌之始诸邪尚未夯实外侮之势，如能在此时将病邪消除，无疑为最佳时机。我认为祛邪应以畅气血为主，最快手段为刺血拔罐，刺血拔罐可将邪气迅速排出体外，使局部气血迅速通畅，往往在数次刺血拔罐后肿瘤就会迅速缩小或消失。

当然中医外治还有许多其他治法，上述这些治法我应用最多，体会最深。这些治法经常合并使用，往往效果出人意料。

第六章　中药外治肿瘤的临证体会

中医外治有很多内容，我们将在后面专门讨论刺血拔罐、艾灸、脐疗、针刺治疗肿瘤及其并发症的体会，此处重点讨论中药外治肿瘤的临床体会。

一、肿瘤外治理论和方法简介

在《五十二病方》中就记录有中医外治方药，之后历朝历代都有发展，其机理就是吴师机的"外治之理即内治之理，所异者法耳"。但是必须明确的是外治辨治思路并不完全同于口服药物，而且外治还有许多限制条件，如辨证侧重于阴证、阳证，外治给药途径不一致用药也要有选择，必须有透皮药等等。

对于外治之理，清朝徐灵胎指出："若其病既有定处，在皮肤筋骨之间，可按而得着，用膏药贴之，闭塞其气，使药物从毛孔而入腠理，通经达络，或提而出之，或攻而散之，较服药尤有力。"很清楚地表述了外用的最宜疾病和机理。

（一）中药外用作用机理

1. **穴位及经络传导**　经络是人体组织的重要组成部分，是通表里、上下的一个独特系统，外与皮肤肌腠相连，内与五脏六腑相接，用中药外敷有关穴位，既有穴位刺激作用，又通过经络使药物充分发挥其功效。

2. **皮肤透入**　药物通过敷、贴、涂、擦、熏、蒸、洗、浴等，透过表皮屏障，由于真皮下有90%是血管，药物可迅速达到五脏六腑而传至全身。外用药最大优点是避免药物对胃肠道及对肝脏的损害，药物的利用度高。

3. **黏膜吸收**　从鼻、眼、口及前后二阴给药的，多从黏膜吸收。其外治方法包括塞鼻、点眼、含漱、喷雾、灌肠、阴道坐药等。

（二）外用药物选择及赋型剂的特点

中药外敷药物多用辛辣、芳香、气味浓烈的窜透性药物和活血化瘀力强的药物，这些药物多能透皮吸收。因为大多数补益药物难于透皮吸收，所以在外用药中较少选用。中医外治不是不能补益，而是能迅速补益，主要方法为艾灸，艾灸是非常好的补益方法，大家要深刻理解它、应用它。

常用的赋形剂为水、酒和醋，也有蜜制剂，蜂蜜是天然吸收剂。常用剂型为散剂、膏药（巴布剂）、栓剂、酊剂、油剂、水剂。如在外敷后再配合温熨，疗效会更好。

（三）外用中药治疗肿瘤的优势

1. 可直接作用于皮肤筋肉之间的部分肿瘤，力量大、起效快。

2. 解决部分肿瘤患者口服中药困难的问题。

3. 药物可选择许多治疗肿瘤的毒性药，如有副反应，可以马上去掉。

（四）中药外治法治疗肿瘤常用给药途径

给药途径有局部皮肤与穴位、鼻、口、脐部、阴道、直肠等。外治法的具体治法有搐鼻法、涂抹法、肺部熏吸法、刺血拔罐法、脐疗法、纳肛法、坐浴法、阴道纳药、针灸法、泡洗法等。

（五）注意事项

1. 应用外用药物应注意药物对药用部位的刺激性，是否患者可以接受。

2. 注意根据作用部位调整酸碱度，如鼻腔给要将药物 pH 值调整为 7.4，以减少药物副反应。

3. 注意给药持续时间和药物作用持续时间，以便合理用药。

4. 不同部位所选用的剂型不同，应根据部位选用最适合的剂型，最大限度地提高疗效。

二、中药外用消抑肿瘤

我在书中多处强调要辨清肿瘤是阴证还是阳证，要对证用药，否则会促进肿瘤生长，我曾有过这方面的教训。以下这些是我通过教训思考总结出来的。

（一）阴证或平证肿瘤的外用药

拔根散

药物组成：肉桂末90g（单包），麝香1g（单包），川椒目90g，川乌90g，草乌90g，海浮石120g，海藻120g，当归90g，壁虎90g，山慈菇90g，蜈蚣30g，猫爪草90g，夏枯草120g等。非腹盆腔肿瘤可加青皮90g，乳香90g。

煎煮法：肉桂研细末，过筛，留极细末与麝香混匀备用；其余药煎2次，去渣，留汁浓缩成稠膏如蜂蜜状（药汁可用微波炉去水分），药冷却后加肉桂、麝香，混匀，备用。

用法：每次取少许，涂在大块橡皮膏上，敷在肿瘤体表部位，每次4~24小时，每日1次。

副反应：皮疹、少数水疱、渗液、皮肤潮红如同烙铁烫过，严重者可停用几天，待皮疹消失后再用。出现皮疹者加苯海拉明霜，出现渗液者加马齿苋，出现皮肤潮红者加熊胆粉或猪胆粉。

主治：一切良恶性肿瘤属阴证者。治疗皮下、四肢、胸腹盆腔肿物，腹盆腔肿瘤大网膜切除者不建议应用。如肿瘤反复，坚硬如石者，可将小金丸掺入药膏中，一起应用，肿物会继续缩小。

方解：肿瘤是表现于局部的全身疾病。肿瘤的局部多为营血不足、寒凝络瘀痰阻癌聚。寒凝、络瘀、痰阻、癌聚为实，其中寒凝是本，寒凝可致血瘀络阻，血瘀易致组织液外渗形成痰阻，痰阻又可使瘀阻寒凝加重，寒凝络瘀痰阻容易使癌毒发病。方中以制草乌、制川乌、川椒目、肉桂温经通经络，逐寒湿；胆南星、山慈菇、猫爪草、海浮石、夏枯草、壁虎开顽痰软坚散结；乳香散瘀活血，消肿止痛；壁虎散结抗癌，当归和营通络；麝香通经络，散瘀活血。中医认为"积阴之下，必有伏阳"，用夏枯草软坚清热。其中川椒目、肉桂、麝香有透皮作用，促进药物吸收。诸药合用，具有散寒、化痰、抗癌、通络、止痛作用。此方药猛力大，融消肿瘤有气吞山河之势，故命名拔根散。

本方对肿瘤属于阳证，如红肿热痛，或已经破溃等，均不宜使用。另外该方对头颈部肿瘤、乳腺癌、皮肤原发癌慎用，缘由这些部位属阳，用之有促进肿瘤增长之嫌。

（二）阳证肿瘤的外用药

对于阳证肿瘤用阴证外用方去川乌、草乌、川椒目，加重楼、连翘、白花蛇舌草等药，也有良效。具体方药如下：肉桂末90g（单包），川乌10g，海浮石120g，海藻

120g，壁虎 90g，山慈菇 90g，蜈蚣 30g，猫爪草 90g，夏枯草 120g，蚤休 60g，苦参 60g，连翘 60g，白花蛇舌草 120g 等。非腹盆腔肿瘤可加青皮 90g，乳香 90g。煎煮法、用法同阴证。重视药物艾灸，用艾灸敷在局部的药膏，可以事半功倍。如肿瘤控制不理想，可在药膏中加入小金丸、西黄丸。

（三）肿瘤破溃的外用药

将壁虎 6 条，蜈蚣 4 条，蝎尾 10 条，青黛 6g，百草霜、硼砂、白芷、血竭、硇砂、乳香各 9g，研细末，外用，每次 6g，每日 2 次，可使肿块缩小。肿瘤破溃一般元气大虚，应同时注意补元气。

（四）胸膜间皮瘤的外用药

因为胸膜间皮瘤位在胸膜，属阴证，故用阴证外用药加丝瓜络 60g，外敷胸部，每日 1 次，煎煮法、用法同阴证。

（五）放疗后肿瘤复发外用药

因为放疗处的皮肤有色素沉着，不耐刺激、遮捂等，故采用油剂。用海浮石 150g，壁虎粉 150g，生大黄 60g，草乌 10g，紫草 90g，生黄芪 120g，当归 90g，夏枯草 120g，山慈菇 120g，土鳖虫 30g，海藻 150g，炙麻黄 30g，补骨脂 90g，猫爪草 90g，蜈蚣 30 条，乳香末 90g，没药 90g，肉桂末 90g，冰片 10g。炮制法为先将海浮石、壁虎、生大黄、草乌用油煎，煎半小时后去掉药渣，用所煎之油再煎紫草、生黄芪、当归、夏枯草、山慈菇、土鳖虫、海藻、炙麻黄、补骨脂、猫爪草、蜈蚣，煎半小时后去掉药渣，待油放至常温后，加入乳香末、肉桂末、冰片，搅匀，放 7 天后即可使用，一般涂局部 4~6 小时后擦掉，每日可使用多次。注意：植物油量要少，才能保证效果好。

（六）直肠肿瘤或乙状结肠肿瘤、子宫肿瘤的外用药

海浮石 120g，海藻 120g，壁虎 90g，山慈菇 90g，蜈蚣 30 条，猫爪草 90g，夏枯草 120g，马齿苋 90g，胆南星 90g，清半夏 60g，水煎，灌肠；或蜜丸纳入肛门或阴道。

肠道和阴道疾病属火者多见，所以用药千万要注意酸碱度和勿用刺激性强的药物，否则患者寝食难安，不能接受。

三、中药外用治疗肿瘤放化疗副反应

（一）白细胞低下

附片 10g，当归 10g，肉桂 10g，干姜 10g，血竭 4.5g，黄芪 10g，研末，敷脐，每日 1 次，每次 24 小时。

（二）腹泻

化疗腹泻用五倍子研末敷脐，每日 1 次，每次 24 小时。

放疗腹泻用云南白药敷脐，每日 1 次，每次 24 小时。

（三）肿瘤化疗呕吐、胃胀

将苏梗、枳实等份，研细末，取适量敷脐，每日 1 次，

每次 24 小时。该方治疗化疗引起的呕吐弥补了西医的不足，适用于食欲差、厌油腻、迟发性呕吐、头疼、便秘等。

（四）便秘

肿瘤患者引起便秘的原因很多，可用大承气汤（大黄、芒硝、枳实、厚朴）研末，醋调敷脐；或针刺腹结、支沟、足三里穴等；或用蜜煎导纳肛；或在腰骶部位结节刺血拔罐。

（五）化疗药物外渗溃烂或静脉炎、放疗后皮损

紫草、当归、红花、生黄芪、生大黄、白及等份，用清香油煎 10 分钟，泡半小时后，留油备用。用时将油涂患处，可每日多次。

（六）化疗后手足麻木

奥沙利铂引起的手足麻木多为寒伤经脉，由气血不通引起，可用黄芪桂枝五物汤加减：黄芪 30g，桂枝 10g，赤白芍各 15g，当归 12g，鸡血藤 20g，红枣 10g，茯苓 12g，土鳖虫 3g，豨莶草 30g，川乌 10g，草乌 10g，水煎外洗。足心痒者加首乌 30g，防风 30g。

紫杉醇或卡培他滨引起的手足麻木很顽固，考虑是湿热引起的，用地龙 15g，苍耳子 12g，防己 12g，滑石 15g，秦艽 10g，丝瓜络 10g，蚕砂 12g，黄连 3g，威灵仙 30g，海风藤 30g，苍术 10g，薏苡仁 30g，水煎外洗，每日 1 剂，起效较慢，要坚持外洗 20 余天后会有疗效。

（七）手足皲裂

伊瑞沙容易引起手足皲裂，如为燥邪引起的，用生地30g，紫草20g，百合30g，桑叶10g，黄芪30g，当归20g，水煎，洗手足，每日1剂。

（八）口腔溃疡

化疗后或头颈部放疗，会引起口腔溃疡，导致进食困难，用二香油外喷，或康复新口服液外用，配合封髓丹口服，效果满意。

二香油：香油50mL，九香虫10个，用香油炸九香虫至黑透，停止加热，取虫留油备用。

封髓丹：盐黄柏、砂仁、生甘草。蒲辅周前辈极推崇用该方口服治疗口腔溃疡，效果很好。

四、中药外用治疗肿瘤并发症

（一）癌痛

淋巴结转移引起者，用阴证外用方加乳香60g，没药60g。

骨转移引起者，用阳证外用方加土鳖虫30g，河螃蟹腿60g，菊花60g，乳香60g，没药60g。

脏器疼痛，要分阳证、阴证用药，最好在处方中加入乳香、没药。要重视药物热灸，上述药膏敷在局部后进行热灸，相对而言要费事些，但效果明显要好。

此外，鼻腔给药细辛 3g，蜈蚣 3 条，研细末，喷鼻，每日可多次。该方止痛效果明显快于西药，一般半分钟就能起效，缺点是止痛时间短暂，止痛作用弱，可用于救急，协助止痛。

刺血拔罐既可治疗所有癌痛，也可用来治疗爆发痛，缓解疼痛快且强。

也可用针刺止痛，选郄穴配合子午流注选穴，起效快，效果也好。

（二）胸水

在这里必须记住祖宗遗训："诸病水液，澄澈清冷，皆属于寒。"后世医者不能理解该句的含义，衍生出许多治疗胸水治法，或有效或无效，后学难从。其实许多肿瘤引起的恶性积液多为清亮透明的，除非淋巴管受损引起乳糜胸腹水。必须认识到"水不是水，是寒"，这是突破性思维，在治疗恶性积液时主要看水是混浊还是清亮，不必重点考虑患者恶性积液局部是寒还是热。

治疗胸水用阴证外用药加丝瓜络 60g，莪术 60g，龙葵 120g，煎成稠膏，外敷胸壁，每日 1 次。

后面有针刺治疗胸水思路和穴位介绍。

（三）腹水

用生黄芪 10g，细辛 3g，川椒目 10g，桂枝 10g，龙葵 10g，甘遂 2g 等药，研细末。每次取少许，敷于神阙穴，点燃艾绒灸之，第 1 次灸 2 小时，第 2 次以后每次灸 1 小时，灸后将药留在神阙穴，每日 1 次。（后面有针刺治疗腹水的思路和穴位介绍，可参考）灸后局部用红花油涂抹防烫伤。

（四）脑积液

用黄芪 10g，细辛 3g，川椒目 10g，桂枝 10g，龙葵 10g 等药，研细末。每次取少许，敷于百会穴，点燃艾绒灸之，第 1 次灸 1 小时，灸后将药留在百会穴，每日 1 次。

（五）肿瘤引起的不全肠梗阻

用肉桂末 90g，川乌 60g，草乌 60g，海浮石 120g，海藻 120g，壁虎 60g，山慈菇 60g，蜈蚣 10g，猫爪草 90g，夏枯草 60g 等药，用法见肿瘤外用药。注意不可过用通便药、攻下药，否则会引起肠扭转坏死。

以上这些是我的点滴治疗体会，仅供大家参考。

第七章　肿瘤的中医治疗应重视多途径给药、多方法治疗

肿瘤的中医治疗目前多局限在口服和外洗、外贴等方面，肿瘤科的医生大多数不会用针刺、艾灸等。给药途径局限，治疗方法局限，自然疗效也很有限，根本不敢谈也没能力用中医药消瘤。晚期肿瘤患者大多数不能放化疗，只能给予中药、靶向、免疫治疗，中医药治疗肿瘤的担子很重，有必要认识并研究肿瘤的多途径给药、多方法治疗。

一、多途径给药

《理瀹骈文》是介绍外用药治疗疾病的重要中医著作，但细读发现本书内容对现代医学治疗借鉴价值不太大，尤其对肿瘤没有多少可参考借鉴之处。中医外治的应用不局限于明清时期，早在马王堆出土的《五十二病方》中就有外治方剂，之后许多医家也多有论述。中医药外治肿瘤有其自身特点，具体如下所述：

第一，中医学认为"外治之法即内治之法"，但并不

像内治之法要求辨证准确，有时大方向掌握好了就有疗效，这是内治之法不可比拟的。

第二，外用药可用大毒之药，一有不适就可停药，副反应容易控制。

第三，部分肿瘤患者进食困难，用外用药治疗可起到很好疗效。

第四，外用药要加用透皮剂，增强透皮吸收，局部用药，血药浓度大，起效快。

第五，外用部位不一定局限在病变局部，可通过其他部位来起作用。

第六，用材少，节约原材料。

下面谈谈常见的给药部位和用药特点：

（一）鼻腔

鼻腔是常见的给药部位，治疗鼻咽癌、脑瘤、头痛等常用，治疗这些疾病常用清热祛风、散结抗癌之品，如细辛、壁虎、黄柏、石上柏、川芎、薄荷、清半夏、蛇六谷等。但鼻腔用药应该尽量少用或不用温药、热药，否则会出现鼻腔烧灼感、流鼻血等。同时还要注意的是鼻腔给药治疗癌性疼痛效果很好，起效快，往往 1~2 分钟内疼痛减轻，但止痛力量弱；西药止痛作用强，但起效慢，往往 20 分钟起效。中西药止痛可以互补，中药止痛往往在疼痛一开始就可以控制，很难大痛。

（二）口腔

既可以局部用药，也可以通过熏吸疗法治疗呼吸道肿瘤。

头颈部肿瘤放疗、肿瘤化疗皆可引起口腔病变。口腔病变全身治疗效果并不理想，可以通过局部治疗减轻症状，如口腔溃疡，可局部涂用康复新口服液、二香油，同时口服封髓丹疗效很好。穴位贴药治疗中心型肺癌的效果并不好，我参考现代医学的雾化吸入，在辨证后加抗肿瘤中药煎煮，通过雾化吸入主支气管，再进入肺泡产生疗效，临床疗效满意。常用药物：烧干蟾 15g，壁虎粉 20g，干姜 10g，麻黄 6g，海浮石 50g，竹茹 15g，苏梗 10g，枳壳 10g，一边煎药，一边吸入，使肺泡内药物浓度升高，自然疗效会好一些。

（三）脐部（神阙穴）

神阙穴药物贴敷艾灸，可以治疗许多疾病，不仅治疗腹盆腔疾病，还治疗胸腔疾病、神经系统疾病，如失眠、疼痛、血象低、呕吐、腹水、腹盆腔肿瘤、肠梗阻等。

（四）肛门

肛门是直肠癌、乙状结肠癌、前列腺癌、便秘等常用给药部位，如华蟾素片、苦参注射液肛门给药治疗肠癌，夏枯草膏肛门给药治疗前列腺癌，蜜煎导肛门给药治疗便秘等，都有比较理想的疗效。

（五）局部给药

什么部位有病变，就在什么部位给药，如化疗药物外渗引起溃烂，或放疗引起皮肤渗液，就可以用黄芪50g，红花50g，大黄50g，紫草50g，当归50g，油煎30分钟后外用。

肿瘤复发可用川乌、草乌、山慈菇、壁虎、海浮石、海藻、猫爪草、川椒、肉桂粉（研末）等药水煎外用，出现胸腹水，在治疗肿瘤方基础上加龙葵。

要是放疗后肿瘤复发可将肿瘤外用药物和治疗溃疡方合用，制成油剂，外用（见前面介绍）。

治疗草酸铂引起的手足麻木用黄芪桂枝五物汤加鸡血藤、豨莶草、蜈蚣、独活等，也可用川乌、草乌、独活、黄芪、桂枝、赤芍、鸡血藤、苦参等药物水煎外洗。

治疗紫杉醇、卡培他滨起的手足麻木要复杂得多，要考虑湿阻络脉，用地龙15g，苍耳子12g，防己12g，滑石15g，秦艽10g，丝瓜络10g，蚕砂12g，黄连10g，威灵仙30g，海风藤20g，苍术10g，薏苡仁30g，水煎外洗，用药20天后有一定疗效，短期很难收效。

并不是所有肿瘤都适合用膏药，瘦人、肿瘤表浅者最好用油剂或喷雾剂。如乳腺肿瘤复发，化疗结束后肿瘤仍存在，可考虑局部外喷药物，同时乳腺增生、乳腺纤维瘤也可考虑局部外喷药物。在这里要强调的是乳腺癌多为气滞血瘀痰阻兼热，要少用温热药，否则会刺激肿瘤生长，我常用的是夏枯草、当归、乳香、山慈菇、荔枝核、橘核、蒲公英、半夏、胆南星、壁虎、蜈蚣、山奈等，水煎外喷或研末凡士林和匀外敷。

二、多方法治疗

肿瘤的治疗除药物外还有精神调养、针刺、按摩按压、艾灸等，精神调养的书很多，在这里不再多言。

针刺在肿瘤科多治疗放疗后耳鸣耳聋、疼痛、腹泻、腹胀便秘、小便困难、食欲不振等，有很好疗效，常用穴位书内多有介绍。在这里我要强调的是注意针刺时间，要用子午流注来选择针刺时间，可是现在的中医医生知道子午流注的太少了，会用子午流注选穴就更少了。我近两年来应用针刺消瘤，总结出一些效果明显的临床经验，在本书中多有涉猎。

按摩在治疗肿瘤并发症方面有着较多作用，同样可治疗疼痛、腹泻、腹胀便秘、小便困难、食欲不振等，而且患者容易接受。许多中医不会按摩，我推荐大家可应用张颖清教授的生物全息疗法，通过简单地按压第二掌骨，就可有效地治疗化疗引起的腹胀、恶心呕吐、心悸等。如果患者血压突然高了，可挤压耳部降压沟，一般5分钟之后高血压相关症状消失。

　　艾灸现在会应用的人不多了，真心地告诉大家，艾灸可治疗肿瘤的许多并发症，如腹水、胸水、化疗腹泻腹痛等，配合其他外用药物可提高外用药物的疗效，不可小视。

　　我切身体会到，只要很好地发挥中医的多途径、多方法治疗，中医治疗肿瘤的疗效才会提高，中医治疗肿瘤的作用才会被认可。

【常用外治方法心得与演义篇】

第一章　刺血拔罐在肿瘤治疗中的应用

刺血（刺络）拔罐法是指用三棱针、陶瓷片、粗毫针、小眉刀、皮肤针、滚刺筒、注射器针头等刺破小血管，按病变部位的大小和出血要求，拔火罐以加强刺血效果的方法。张子和认为"针刺放血攻邪最捷"。放血疗法目前应用广泛，治疗疾病已达百余种，遍及临床内、外、妇、儿、五官、皮肤等各科，并且疗效满意。刺血拔罐在中医传统理论中有祛邪解表、急救开窍、泻火解毒、祛瘀通络、调和气血和排脓消肿等功效。

一、刺血拔罐治疗疑难病概况

（一）操作方法

1. 准备材料　玻璃火罐数个（备用1个）或气罐1套，根据部位选择不同号型，镊子1把，95%酒精1小瓶（大口的），棉花球1瓶，火柴1盒（或打火机1个），新毛巾1条，香皂1块，脸盆1个，无菌7号注射针头或泻血器1个。

2. 术前检查　检查病情，明确诊断，明确是否有适应证。检查拔罐的部位和患者体位是否合适。检查罐口是否光滑和有无残角破口。

3. 操作方法　先选择穴位，原则为局部压痛点、结节、特殊穴位等。再用干净毛巾蘸热水将拔罐部位擦洗干净，用酒精消毒，然后用注射器针头或泻血器在穴位附近刺血10余处，用镊子镊紧棉球稍蘸酒精，点燃，用闪火法，迅速将玻璃罐扣在皮肤上，或用气罐扣在皮肤上加压造成负压。

4. 留罐时间　一般10分钟左右比较合适。

5. 起罐　左手轻按罐子，向左倾斜，右手食、中二指按准倾斜对方罐口的肌肉处，轻轻下按，使罐口漏出空隙，透入空气，吸力消失，罐子自然脱落。

6. 火力大小　酒精多，火力大则吸拔力大；酒精少，火力小则吸拔力小。罐子叩得快则吸力大；叩得慢则吸力小。

7. 间隔时间　可根据病情来决定。一般来讲，慢性病或病情缓和的，可隔日1次。病情急的可每日1次，例如高烧、急性类风湿关节炎，或急性胃肠炎等病，可每日一二次，甚至3次。但留罐时间不宜过长，长则容易起水疱。

8. 适宜部位　肩端、胸、背、腰、臀、肋窝以及颈椎、足踝、腓肠肌等肌肉丰厚、血管较少的部位，皆可拔罐。

另外还可根据病情与疼痛范围，可拔1~2个或4~6个，甚至10余个玻璃火罐。

（二）注意事项

1. 体位选择要适当，局部皮肤如有皱纹、松弛、瘢痕凹凸不平，或体位移动等，火罐易脱落。

2. 根据不同部位，选用大小合适的罐。应用投火法拔罐时，火焰须旺，动作要快，使罐口向上倾斜，避免火源掉下烫伤皮肤。应用闪火法时，棉花棒蘸酒精不要太多，以防酒精滴下烧伤皮肤。煮水罐时，应甩去罐中的热水，以免烫伤。

3. 在应用针罐时，须防止肌肉收缩，发生弯针，并避免将针撞压到深处，造成损伤。胸背部腧穴均宜慎用针罐。

4. 在应用刺血拔罐时，针刺皮肤出血的面积，要等于或略小于火罐口径。出血量须适当，每次总量成人以不超过 10mL 为宜。

5. 在使用多罐时，火罐排列的距离一般不宜太近，否则因皮肤被火罐牵拉会产生疼痛，同时因罐子互相排挤，也不宜拔牢。

6. 在应用走罐时，不能在骨凸出处推拉，以免损伤皮肤，或火罐漏气脱落。

7. 起罐时手法要轻缓，以一手抵住罐边皮肤，按压，使气漏入，罐子即能脱下，不可硬拉或旋动。

8.拔罐后针孔如有出血，可用干棉球拭去。一般局部呈现红晕或紫绀色（瘀血），为正常现象，会自行消退。如局部瘀血严重者，不宜在原位再拔。如留罐时间过长，皮肤会起水疱，小疱不需处理，但要防止擦破引起感染；大疱可以用针刺破，使疱内液体流出，然后涂以甲紫药水，覆盖消毒敷料，以防感染。

9.刺血前应仔细询问患者有无凝血异常（包括是否长期口服阿司匹林）、血小板减少病史，有无精神病病史等。

（三）怎样避免火罐烫伤

临床实践告诉我们，造成火罐烫伤的主要原因是酒精用得过多，滴在罐内落到皮肤上，烫起一片血疱；火焰烧热罐口，则容易引起罐口烙伤皮肤；留罐时间过长，容易导致水疱。前两种是真正烫伤，后一种不是烫伤。那么能不能避免火罐烫伤呢？能，完全可以，但必须采取以下措施：

1.涂水　在拔罐地方，事前先涂些水（冬季涂温水）。涂水可使局部降温，保护皮肤，不致烫伤。

2.火焰朝罐底　酒精棉球火焰，一定要朝向罐底，万不可燃烧罐口，罐口也不要沾上酒精。

3.留罐时间短　缩短留罐时间，过长容易起水疱，一般3～5分钟即可，最多不要超过10分钟。

（四）适应证、主穴与禁忌证

1.适应证及主穴

（1）呼吸系统：急性及慢性支气管炎、哮喘、肺水肿、肺炎、胸膜炎：主穴大杼、风门、肺俞、膺窗。

（2）消化系统

① 急性及慢性胃炎、胃神经痛、消化不良症、胃酸过多症：主穴肝俞、脾俞、胃俞、膈俞、章门。

② 急性及慢性肠炎：主穴脾俞、胃俞、大肠俞、天枢。

③ 痔疮：主穴腰俞、八髎。

（3）循环系统

高血压：主穴大椎、肝俞、胆俞、脾俞、肾俞、委中、承山、足三里。重点多取背部及下肢部穴位。

心律不齐：主穴心俞、肾俞、膈俞、脾俞。

心脏供血不足：主穴心俞、膈俞、膏肓俞、章门。

（4）运动系统

颈椎关节痛、肩关节及肩胛痛、肘关节痛：主穴可以选择压痛点、硬结及关节周围拔罐。

背痛、腰椎痛、骶椎痛、髋痛：主穴可以选择疼痛部位、硬结及关节周围拔罐。

膝痛、踝部痛、足跟痛：主穴选择在疼痛部位及其关节周围，用小型玻璃火罐，进行拔罐。

肩周炎：主穴曲池、曲泽（任选一穴），肩平穴，肩部阿是穴。

痛风：主穴太冲、公孙，局部红肿处。

（5）神经系统

神经性头痛、枕神经痛：主穴大椎、大杼、天柱（加面垫）、至阳。

肋间神经痛：主穴章门、期门、肩平穴及肋间痛区。

坐骨神经痛：主穴秩边、环跳、委中。

风湿劳损引起的四肢神经麻痹症：主穴大椎、膏肓俞、肾俞、风市及麻痹部位。

颈肌痉挛：主穴肩井、大椎、肩中俞、身柱。

腓肠肌痉挛：主穴委中、承山及患侧腓肠肌部位。

面神经痉挛：主穴下关、印堂、颊车，用小型罐，只能留罐6秒钟，起罐，再连续拔10次到20次。

膈肌痉挛：主穴膈俞、京门。

（6）妇科疾病

痛经：主穴关元、气海、阿是穴。

闭经：主穴关元、肾俞。

月经过多：主穴关元、子宫。

白带：主穴关元、子宫、三阴交。

盆腔炎：主穴秩边、腰俞、关元俞。

（7）外科、皮科疾病

疖肿：主穴身柱、大椎及疖肿部位，小型罐加面垫拔。

多发性毛囊炎：主穴至阳，局部小型罐加面垫拔。

下肢溃疡：主穴患病局部，小型罐加面垫拔。

高热：主穴大椎，配合耳后放血。

慢性前列腺炎：次髎。

痤疮：足大、中、次趾趾腹点刺放血，加背部反应点点刺、拔罐。

股骨头坏死：主穴膈俞、环跳、阳陵泉，刺血、拔罐、艾灸。

单纯脾大：主穴肝俞、膈俞、脾俞、胃俞，刺血、拔罐、艾灸。

2. 拔罐的禁忌证　有抽搐、痉挛、皮肤过敏或溃疡破损处、凝血异常、血小板减少病史、精神病病史者不宜刺血拔罐；肌肉瘦削或骨骼凹凸不平及毛发多的部位不宜应用；孕妇腰骶部及腹部均须慎用。

二、刺血拔罐、艾灸治疗肿瘤

刺血拔罐可以治疗临床上的许多疑难病，在肿瘤科也是如此，我应用刺血拔罐的同时，再加上艾灸，疗效相当满意。（艾灸将在后面的章节中重点介绍）

肿瘤是外科病，中医学认为外科病的病机就是气血不和，刺血、拔罐可将邪气引出，祛除瘀血，调畅气机，之后再用艾灸可促进血液循环，防止邪气聚集，而且艾灸可恢复脏腑功能，在治疗肿瘤方面较单纯刺血拔罐效果要好。

（一）操作方法

用注射器刺血之前，先用毫针在相应穴位上针刺，留针2~3分钟，使气血聚于局部；然后再刺血拔罐，在刺血拔罐后立即用艾条对放血处进行艾灸，一般视情况灸治20~40分钟。

（二）适应证及主穴

1.肿瘤引起的疼痛 中医学认为：不通则痛，痛则不通。通过刺血拔罐、艾灸可以使血气得畅，邪热得出，正气得助，疼痛消失。

（1）肿瘤浸润引起的疼痛：主穴体表局部压痛点。

典型病例

案1 朱某，男，32岁，盆腔黏液腺癌术后复发，侵及直肠骶尾椎，引起骶尾椎疼痛，疼痛导致睡眠困难，诸药无效，用刺血拔罐、艾灸骶尾椎压痛点，1次疼痛就明显缓解，第2次治疗后疼痛继续缓解，但出现左下肢行走障碍，继续治疗5次后疼痛消失，行走正常。

案2 李某，男，60岁，鼻咽癌放疗后肿瘤复发颅底侵犯，引起右侧太阳穴、面颊疼痛，用硫酸吗啡控释片60mg，每日2次，不能缓解疼痛。用此方法选太阳穴、下关等穴位，治疗1次疼痛即缓解。

案3　江苏省连云港市某中年女性，患胰腺癌腰部疼痛，已不能行走，予腰部疼痛处刺血拔罐、艾灸1次后，疼痛明显缓解，可离开轮椅行走。

（2）骨转移疼痛：主穴为体表局部压痛点。

（3）手术后局部不适、麻木疼痛：许多胸外科手术后的患者会留下手术伤口麻木疼痛，遇到气候变化时症状会加重，有时患者还不能患侧卧位，目前西医对此毫无办法，中医治疗此类病证有独特的优势。

中医认为不通则痛，痛是因为血液循环不畅。手术后局部不适、麻木疼痛是湿邪内阻，瘀血阻滞，术口局部有湿邪做祟，气候变化时多为寒与湿气加重，同气相求，故而不适，治疗当以活血祛湿为主，汤药十枣汤可用，也可在局部刺血拔罐，往往数次即可明显减轻。

典型病例

马某，山西人，右肺癌术后，胸腔积液，右侧胸疼，变天时加重，给予术口周围刺血拔罐，6次后明显减轻，能右侧卧位休息。

2.下肢活动受限或无力　肝主筋，血荣筋，通过调理脾经合穴等穴位可以养血舒筋，促进功能恢复。

下肢屈伸不力：主穴阴陵泉、阳陵泉、三阴交，或加环跳。

典型病例

案1　徐某，女，50岁，肺泡癌脑骨转移，在右股骨大转子处有转移灶。就诊时患者自述，两腿上楼时抬起无力。予阴陵泉、阳陵泉、三阴交刺血拔罐，艾灸2次后，患者上楼已无困难，之后未再述右下肢无力。

案2　高某，女，58岁，为肺腺癌脑骨转移。某日哭诉，右脚不听使唤，不能主动勾鞋穿鞋，甚是恐惧。予环跳、阳陵泉、阴陵泉刺血拔罐2次后此疾即失，直至写本书稿时（2013年6月16日）已经3年余未再出现肢体活动不利情况。

案3　赵某，女，62岁，为盆腔恶性纤维瘤术后。术后即发现两下肢不等长，走路有些蹩脚。手术医生询问其故，患者说在手术后即出现这种情况。从兰州到北京就诊时，我让学生田叶红在患者患侧阴陵泉处刺血拔罐，起罐后患者既觉得两腿等长，在房间里来回走了5圈，高兴得手舞足蹈。

3.乳腺癌术后上肢肿胀　传统医学认为"血不利则为水"，通过刺血拔罐可使血利肿消。上肢肿胀，以手太阴肺经穴位为主，可配合患肢其他经穴。

典型病例

彭某，女，50岁，为乳腺癌术后，因患肢过度用力出现明显肿胀，无红肿热痛。口服外用药物1个月无效，予针刺拔罐、艾灸肺经穴位为主，兼其他经穴，配合患肢由远端到近端按摩，历经20天后上肢肿胀消失。中医学认为"血不利则为水"，肢体局部肿胀多因气滞血瘀、经络壅塞所致，使局部伤处气血畅通，则肿痛自可消除。刺血拔罐可以疏通经络中壅滞的气血，自然患肢肿胀就会消失。该患者开始放血时排出的是黑血，之后曾出现半透明的白色液体。

4. 放疗后耳聋　放疗是热邪，鼻咽癌放疗出现的耳聋是由于热邪损伤耳部神经而引起。放疗后耳聋耳鸣：主穴下关、风市。

5. 恶性肿瘤　癥瘕积聚的病理变化实质是气滞血瘀。针刺放血可以疏通经络、调畅气血，使气滞血瘀的病理变化减轻或消失，起到活血化瘀消瘤的作用。

部分肺癌患者在肺俞、定喘穴周围有结节，可刺血拔罐、艾灸，对肺癌瘤体消失有意义。还可以重灸中脘、气海、关元等穴位。

原发性肝癌脾功能亢进、脾大时可在膈俞、肝俞、脾俞、胃俞刺血拔罐治疗，数次后可见脾脏缩小。

食管癌纵隔肿瘤放疗后食管气管瘘，可在肺俞、心俞、肝俞等穴位刺血拔罐、艾灸，对症状缓解有较好作用。

恶性肿瘤：主穴病灶局部，病属邪热者加耳后静脉。

典型病例

案1　陆某，男，38岁，患右上肢上皮样间质肉瘤。因多次化疗无效，遂将右上肢及右肩胛骨切除，之后在肩部、胸壁出现多发散的皮肤转移，大小如蚕豆，皮色红，用中药清热解毒散结抗癌无效，肿物继续增大且刺痛。根据临床辨证，证属火热，学生张惠子、田桢、寇琦等人予局部刺血拔罐、耳后静脉放血，第2天即出现肿物略有缩小，疼痛消失，10天后肿物缩小大半。

案2　潘某，女，38岁，为乳腺癌腰4、5椎转移患者。MRI显示肿物略压迫神经根出现脊髓压迫症状，大小便困难，右半侧臀部疼痛，尾骨到足跟麻木。患者辗转全国各地，遍请名医，病情不轻反重，丧失继续生活信心。经人介绍到我院就诊，我让学生予腰阳关、关元俞、八髎等穴位刺血拔罐、艾灸，1次后大小便通畅，臀部疼痛减轻，麻木好转。回家后患者自己继续刺血拔罐、艾灸，半个月后右半侧臀部疼痛消失，只有尾骨麻木，没有酸痛感觉，1个月后坐卧走都没问题，只是感觉不对劲，轻轻踩脚，脚后跟及小腿有麻木的感觉。

6.不全肠梗阻、便秘　不全肠梗阻、便秘为脾虚、气机痞塞所致，通过刺血拔罐、艾灸可使脾得补、气得畅，较单纯药物、针灸效果要好一些。

不全肠梗阻、便秘：主穴腹结、大横、足三里、脾俞、八髎、腰俞等。

典型病例

案1　王某，女，56岁，为胃癌术后复发出现肠粘连、不全肠梗阻，肠梗阻为多个部位。在我院找多位中医内科老教授会诊，往往第1剂药大便通畅，而两三天后再次梗阻，专家拒而不治。40天后经人介绍让我去诊治，时见患者面色苍白、言语无力，7天来只有一次矢气，外科主治医生告知患者已经不能口服药物，我让学生杨静、李颖辉、张惠子、田桢等人在腹结、大横、足三里、脾俞、八髎、腰俞、大肠俞等刺血拔罐艾灸，5时结束治疗。第二天早晨诊视患者时，述昨晚7时排出大量宿便。

案2　刘某，女，34岁，为乳腺癌术后化疗后2年余。患者自述乳腺癌检查正常，但手术后没有便意，大便一直不能自行排除，每日靠甘油灌肠剂排便。腰骶椎MRI未见转移，肛门指诊诊为混合痔。予脾俞、八髎、腰俞局部刺血拔罐艾灸，2次后已有便意，能自行排便，混合痔明显好转。

按语：痔疮为直肠静脉丛曲张所致，骶尾椎附近静脉与其密切相连，通过腰俞、八髎附近静脉刺血拔罐，可明显缓解直肠静脉丛曲张，如能用中药外洗，配合饮食调理、提肛锻炼，疗效会更好。

7.胃瘫、进食水呕吐　胃瘫、进食水呕吐不仅是脾胃虚弱的问题，而且还肾虚，治疗应该补肾、健脾。

胃瘫、进食水呕吐：脾俞、胃俞、肾俞、肝俞、足三里等。

典型病例

某男，中学老师，食管癌术后化疗后，不进食水，食欲全无，每天仅靠营养支持治疗，已月余，中西药物已用遍。我用金匮统元方加减，3剂后仅有饥饿感，仍不能进食，予脾俞、胃俞、肾俞、肝俞、足三里刺血拔罐，配合艾灸关元、中脘、气海，仅1次就能进食，精神大为好转。

（三）据血色指导辨证

我们在刺血拔罐中发现出血的颜色不同、量的多少不一，而且在罐口、罐壁可以出现水气，甚至引出的是水，起罐后局部可表现为暗紫色、水疱等。这些都说明了什么？《灵枢·血络论》曾载有："黄帝曰：刺血络而仆者何也？血出而射者何也？血出黑而浊者何也？血出清而半为汁者何也？发针而肿者何也？血出若多若少而面色苍苍者何也？发针而面色不变而烦悗者何也？多出血而不动摇者何也？愿闻其故。岐伯曰：脉气盛而血虚者，刺之则脱气，脱气则仆。血气俱盛而阴气多者，其血滑，刺之则射；阳气蓄积，久留而不泻者，其血黑以浊，故不能射。新饮而液渗于络，而未合和于血也，故血出而汁别焉；其不新饮者，身中有水，久则为肿。阴气积于阳，其气因于络，故刺之血未出而气先行，故肿。阴阳之气，其新相得而未和合，因而泻之，则阴阳俱脱，表里相离，故脱色而苍苍然。刺之血出多，色不变而烦悗者，刺络而虚经，虚经之属于阴者，阴脱故烦悗。阴阳相得而合为痹者，此为内溢于经，外注于络，如是者，阴阳俱有余，虽多出血而弗能虚也。"可以解释为血虚患者容易出现晕厥；气血盛者则易出现血射现象；瘀血久而夹热者，血黑且污浊；有新饮，则血出夹有水液；饮病久，体内有积液，局部容易出现水疱；水邪在体表，刺血可能造成局部水肿。在临床上所见的确如此，患者体壮则血出多而快；血黑而凝固者，多为血瘀重且夹热，起罐后皮肤紫暗；体内有水气或过于寒湿，则罐口、罐壁出现水气，或液珠，或针眼处出现气泡；如有积液（多为恶性积液），不论在何处刺血拔罐都可以见到水与血分层现象，或单纯引出清凉的液体，在胸壁刺血拔罐极易留下水疱；四肢胸背皮下水肿，刺血拔罐后容易在治疗处出现局部明显水肿；出血多而心烦意乱者是因为针伤及经脉（动脉或静脉），而不是伤及浅表的毛细血管。同时还发现身体弱者容易晕厥，对这类人群刺血拔罐要慎重。

第二章　艾灸在肿瘤治疗中的拓展应用

一、灸法概论

灸法早在《黄帝内经》中就有记载，历代著名医家如孙思邈、王焘、窦材、张景岳、李梴、金冶田等皆有研究和重要发挥。然而近年来中医厚针薄灸的思想影响了其临床应用，殊不知灸法治病效捷而著，灸法绝非鸡肋，不知道就太可惜了。

灸法的应用基础是经络，《灵枢》开篇就说明创立"经络学说"，经文中所谓的"微针"并不是特指针刺疗法，而是指具有"调理经气、疏通经脉"作用的治疗方法的代名词。其中，灸法是"经络学说"的重要组成部分，所以"针灸"两个字经常同时出现。施灸所用的艾草，来源非常广泛，价格极为便宜，治疗时取穴简单，理论便于记忆，方法易于掌握，而且疗效甚佳，具有防病、治病的双重功效。经文中对灸法的治疗范围和原则有着明确的记载："针所不为，灸之所宜……阴阳俱虚，火自当之……经陷下者，火则当之；经络坚紧，火所治之。""陷下则灸之。"《黄帝内经》："络满经虚，灸阴刺阳，经满络虚，刺阴灸阳。"
战国时孟子曾说："七年之病，求三年之艾。"说明"灸法"
在春秋战国以前就已经在民间广泛应用了。

　　孙思邈年轻时不信艾灸，直至晚年才对艾灸有深刻认
识，《千金方》云："艾火可以灸百病，杀鬼邪。"并说："凡
人吴蜀地游宦，体上常须三两处灸之，勿令疮暂瘥，则瘴
疠温疟毒气不能着人，故吴蜀多行灸法。"《枕上记》中
也有"艾火漫烧身（艾火可以使全身的经脉畅通）"的说法。
俗语云："若要丹田安，三里常不干。"所谓"三里常不
干"，就是经常对足三里穴施以化脓灸，使穴位经常流脓（常
不干），也就是"勿令疮暂瘥"的意思。

　　传统中医的"灸疮流脓"与西医的"感染发炎"是两
回事。"感染发炎"必须做伤口消毒处理，否则易得菌血
症、败血症；而"灸疮流脓"只需贴块纱布吸脓即可，以
免弄脏内衣，生活起居都不妨碍，因为所灸的都是强壮穴，
灸后局部气血充盛，免疫力极强，所以不会转变为西医的
"感染发炎"，出现红肿热痛的症状。在传统中医理论中，
脾的功能之一就是"主肌肉"和"主统血"，重灸中脘穴，
可以很快恢复脾的功能，所以流血不止或伤口难以愈合的
情况也就不会发生了。针刺疗法虽有"补泻、迎随"的道
理，但一般只可以治疗"不盛不虚"的症状；而灸法则不

问虚实寒热，都可以使用，只是施灸的穴位和方法有所区别罢了。

在历史上推崇艾灸的不止孙思邈，王焘在《外台秘要》中就说："至于火艾，特有奇能。虽曰针汤散皆所不及，灸为其最要。……此之一法，医之大术，宜深体之，要中之要，无过此术。"《外台秘要》卷三十九说："故汤药攻其内，以灸攻其外，则病无所逃，知火艾之功，过半于汤药矣。"

窦材是宋代大医学家，是一位历史上少数不认同张仲景的医学家，他极力推崇艾灸，在其所著《扁鹊心书》云："医之治病用灸，如做饭需薪。""真阳元气虚则人病，真阳元气脱则人死。保命之法，灼艾第一，丹药第二，附子第三。人至三十，可三年一灸脐下三百壮；五十可两年一灸脐下三百壮；六十可一年一灸脐下三百壮，令人长生不老。余五十时常灸关元五百壮……遂得老年健康。中风病，方书灸百会、肩井、曲池、三里等多无效。此非黄帝正法，（若）灸关元五百壮，（则）百发百中。中风者，乃肺肾气虚，金水不生，灸关元五百（大）壮（必愈）。"其主张大病长灸、重灸，"世俗用灸，不过三五十壮，殊不知去小疾则愈，驻命根则难。""凡大病宜灸脐下五百壮，补接真气，即此法也，若去风邪四肢小疾，不过三五七壮而已。"延年益寿也应灸之，"人于无病之时，常灸关元、气海、命关（食窦穴）、中脘……虽未得长生，亦可保百余年寿矣。"

明·杨继洲也说过："病在肠胃，非药而不能以济；在血脉，非针刺不能以及；在腠理，非灸熨不能以达。"明确了腠理疾病必灸的重要性；明·李梴《医学入门》说："虚者灸之，使火气以助元阳也；实者灸之，使实邪随火气而发散也；寒者灸之，使其气复温也；热者灸之，引郁热之气外发，火就燥之义也。"阐述了无论疾病寒热虚实皆可灸的机理。

用灸法，必须懂得"十四经脉"以及"阴阳"的变化规律，若懂得"十四经脉"，就必须懂得针法。"言针则寓灸，言灸则随针"，针与灸并用，同时又懂得用药，才算是一个合格的中医。目前通读过经典的中医不到30%，懂经典会用针者寥寥无几，更别说用灸了，这真是中医界的悲哀。

早在唐代孙真人就指出："其有须针者，即针刺以补泻之；不宜针者，直尔灸之，此为良医。若针而不灸，或灸而不针，皆非良医也。针灸不药，药不针灸，尤非良医也。但恨下里间知针者，鲜耳！……学者须深解用针，燔针白针，皆须妙解，知针知药，固是良医。"

灸法对一切寒湿痹痛，或久病体弱者，具有产生温热，发挥温通气血、宣经通络、回阳补虚、祛寒逐湿的作用。

灸法不仅能够治病，而且能够预防疾病，具有增强机体抵御外邪的功能，也就是目前常说的"增强机体免疫功能"。

近代针灸书上说热证、实证不可灸，缪矣。早在《灵枢·背腧》就指出："……乃其俞也，灸之则可，刺之则不可。气盛则泻之，虚则补之。以火补者，毋吹其火，须自灭也。以火泻者，急吹其火，传其艾，须其火灭也。"艾灸不仅可以大扶其正，而且可以泻其火，补泻就在所选穴位和艾灸时间长短、方法之间变化，学者当知。

根据临床实践体会，我认为：隔物灸不如直接灸。隔物灸只能治疗病情较轻的疾病，而对于重症、危症，隔物灸无异于隔靴搔痒。所以，要用直接灸，而且必须重灸，只有重灸，通过重灸关元、气海、神阙、中脘等穴，对糖尿病、高血压、哮喘、气管炎、肺结核、中风、心脏病、慢性肾病、类风湿、强直性脊柱炎、癌症等"不治之症"，才可以取得显著疗效。

二、常用穴位介绍

（一）关元穴

位置：仰卧，当脐下3寸处。（脐中心至耻骨联合上缘为5寸）

主治：诸虚百损，四肢厥冷，六脉微细，真阳欲脱，中风脱证，失眠，奔豚，寒邪入腹，水肿腹胀，疝气，虚痨咳嗽，潮热，咯血，大小便失禁，溏泻，便秘，尿频，遗尿，遗精，阳痿，白浊，闭经，不孕，癃闭，便血，尿血，少腹瘀血等。

穴解：关元的关，是闭藏的意思，兼有交通枢纽之意，就像古代的关隘一样；元，是对"元阴元阳"的简称，好比古代关隘所保护的对象；穴，就是窟窿，或比喻为处所、枢纽。关元穴主管胞宫精室，为元阴元阳之气闭藏之门户，故称关元穴。

关元穴为任、督、冲一源三歧之源，谓"肾间动气"之所在，是男子藏精，女子藏血之处，是统摄元气之所，为肝、脾、肾三阴与任脉之会穴，小肠之募穴。

《素问·灵兰秘典论》曰："小肠者，受盛之官，化物出焉。"小肠手太阳经主降，具有消化吸收营养的功能；肝、脾、肾属足三阴经主升，具有储藏营养的功能。从而可知，肝所藏之血、脾所统之血、心所主之血、肾所藏之精以及肺所主之气，其物质来源都依赖于小肠不断地吸收供应营养，维持生命活动，而小肠之所以能吸收营养，全都依赖于命门真火（肾间动气）充盛。欲使患者的命门真火充盛，必须灸小肠募穴关元。因为真火属阳，只有灸才能兴阳，而阳之发生需以真阴为物质基础。小肠内容食物为阴,消化吸收功能为阳,灸之则阳生(增强消化吸收功能)、阴长(被吸收的营养物质增多)。气属阳,血属阴,既补气又补血(元阴元阳)。因此,关元穴的主治首先提出"主诸虚百损"。

现代医学研究表明,小肠的蠕动是促进血液循环的原动力。当机体死亡后,血压已经降为零,但只要小肠还在活动,门脉仍能保持一定的血压。我们经临床证实,艾灸关元可以升压。传统中医认为,心与小肠相表里,因此,心脏与小肠的协调活动,是保持人体血压的最基本因素。但是,血不能自行,气为血之帅,气运则血行。《难经》说:"诸十二经脉者,皆系于生气之元。所谓生气之元者,为十二经之根本也,为肾间动气也。此五脏六腑之本,十二经脉之根,呼吸之门,三焦之元。"这段话阐明了五脏六腑的生理活动的动力来源于肾间动气。由此可知,小肠的动力也是源于肾间动气。肾间动气禀受于先天,是维持生命活动的原动力,而此原动力,在人出生后,需要由小肠不断地吸收营养来充养,才能继续发挥作用(这就是后天补先天的道理)。

一般来说,每个人年过三十以后,阳气逐渐趋向衰退,宜常灸小肠募穴关元,可以增强小肠消化吸收营养的功能,不但能治诸虚百损、真阳欲脱等证,而且可以保健延年。

明·张介宾在《类经图翼》云："关元主诸虚百损……积冷虚乏，皆宜灸，多者千余壮，少亦不下二三百壮，活人多矣。"显然上文所说：灸法不问虚实寒热，只要属于"积冷虚乏"都可以使用。凡是阴虚、阳虚或气血不足所导致的病证，多属于虚证。所以，对于体质较强、病情较轻者，用针刺关元，可以收到一定疗效。但对于体质较弱、病情较重者，唯有用灸法，才能收到复原益气、回阳固脱、温肾健脾之功。

（二）中脘穴

位置：在上腹部，前正中线上，当脐中上 4 寸。（当鸠尾与神阙连线的中点）

主治：《会元针灸学》说："主治胃疼、腹胀、肠鸣、呕吐、泄泻、痢疾、黄疸、癫狂、便血，疳积、脾胃虚弱。"《类经图翼》说："主治心下胀满、伤饱食不化、五隔五噎、翻胃不食、心脾烦热疼痛、积聚、痰饮、癫痫、面黄、伤寒饮水过多、腹胀气喘、温疟、霍乱吐泻、寒热不已、奔豚气、寒癖结气，凡脾冷不可忍，饮食不进不化，气结疼痛雷鸣者，皆宜灸之。"

穴解：属任脉，为足阳明胃经的募穴，八会穴之一（腑会中脘），也是任脉、手少阳、手太阳、足阳明经之交会穴。

临床体会：不论胃热、胃寒，重灸中脘，能引胃中生生之气强行（阳明实热除外）。胃以降为顺，即使阳明燥火强盛（但没有腑实证），也是因寒邪凝胃而产生的，应该辅助阳明燥火祛除寒邪，寒邪既祛，阳明燥火自消。所以不论胃寒还是胃热，只需放胆灸下去，待邪气祛除，胃的正常功能自然会恢复。《伤寒论》中的承气汤，所谓"承气"是顺承疏导气机的意思，并不是清热泻火的方剂。所以，不论是局部还是全身，虚则温补而实宜疏导，都是治病的原则。

宋代窦材《扁鹊心书》记载：治疗癫痫病，重灸中脘穴，必可治愈，疗效甚佳。临床及理论皆可相互验证。中医称癫痫病属于"痰迷心窍"，是因痰湿阻塞经脉，气血上壅不能下降，下焦还不甚虚弱的元气不能与上焦交通而鼓动憋胀，造成身体抽搐、口鼻发出怪声。交通上焦和下焦的关键在于发挥中焦的输布功能。所以，重灸中脘穴，就可以解决这个问题。

（三）膏肓穴

位置：位于第4胸椎棘突下。第4胸椎下1分，第5胸椎上2分，两旁相去脊各3寸，三肋四肋间。令人正坐曲脊向前伸两手，以臂着膝前，令臂端直，手大指与膝头齐，以物支肘，勿令动摇以取之。若重按此穴，自觉牵引胸中或中指发麻。开始施灸以后，绝对不能改换姿势。

主治：诸虚百损，五劳七伤，身形羸瘦，梦遗失精，完谷不化，上气咳逆，痰火发狂，健忘怔忡，胎前产后痨瘵传尸等，无所不治。

穴解：膏肓，属足太阳膀胱经。《千金方》说："昔秦缓不救晋侯之疾，以其在膏之上，肓之下，针药所不及，即此穴是也。时人拙不能求得此穴，所以宿疴难遣，若能用心，方便求得灸之，无疾不愈矣。"因此穴有左右两个，所以施灸时艾炷当以"对"计算，应灸 600 对或 1000 对。灸至不觉疼痛为止，其时会从两穴处有似热水一样的感觉流向两肾，才算足量。

需要灸膏肓的患者大都是虚劳之人，施灸时，其坐姿不能坚持长久，可以灸完 5 对时休息一下，灸完 10 对时喝口水，以缓解疲劳。不论是否口干舌燥，都应继续灸下去，待出现有温水流向两肾的感觉时，一切不适都会消失。

虚劳、咳嗽、潮热、咳血，多是由于真阳不足、阴邪过盛、虚火上炎所致，灸关元和膏肓，功能"引火归原、潜阳育阴"。

对于一般虚弱的病证，灸关元和中脘即可，先天和后天都能得到治疗。对于脏腑功能极为虚弱、真阳将要衰竭、收敛功能微弱的病证，对膏肓施灸较为稳妥，不容易出现阴阳离绝的情况。但是，病已至此，即使灸膏肓穴，治愈率也一定会很低。应该强调的是经过放疗的患者不宜重灸，只宜每日灸 10 壮以下，以免伤精耗血，甚至死亡。

若是卵巢癌、子宫癌、膀胱癌、前列腺癌、肠癌等，可以重灸关元为主，辅以中脘；若是肝癌、胃癌，可以重灸中脘，兼重灸关元；若是肺癌、喉癌、鼻咽癌、淋巴癌，可以重灸膏肓，辅以重灸中脘和关元。

灸关元穴、中脘穴和膏肓穴，可以降低血液黏稠度，达到稀释血液的目的，表现为精力充沛，睡醒后不疲劳。

另外，对于癌症患者施以重灸法，在治疗期间，癌瘤可能会由小变大，这是由死寂变为活力的表现，属于"由阴变阳"，为佳象，不必惊慌；倘若由大变小，属于"由阳变阴"，不是佳象。

三、大灸疗法

谈到灸法，不能不谈大灸。大灸疗法在恢复极度虚弱身体方面有很好的作用。"大灸疗法"于一般针灸书中未见述及，是高怀医师的家传秘法。高医师为河北省唐山丰润县人，精针灸术，常起沉疴。若肿瘤患者体质虚弱，难于接受放化疗时，可用这种方法改善体质，效果明显。现将本疗法介绍如下：

（一）操作人员

医师 1 人，助手 2~3 人。

（二）操作用具

床 1 张，三棱针 1 支，毫针 2 支（2 寸），大方盘 2~3 个，大镊子 2~3 把，小刀 1 把，捣药罐 1 个。

（三）操作用品

艾绒 250g，咸萝卜（即腌好的红萝卜，青萝卜也可）2000~2500g，紫皮大蒜 500~750g，打火机若干个，酒精少许，火柴 1 盒。

（四）操作前准备

将咸萝卜切成 2 分厚 1 寸方块（病人中指同身寸），将紫皮大蒜捣烂如泥，平摊萝卜片上，中间用手指按一凹（深度使萝卜片呈现），大蒜泥即形成一圆圈，中间放置艾绒如手指。

（五）临床操作

1. 先灸患者背部

（1）让患者俯卧，将做好的咸萝卜蒜片放在两边大杼穴处各 1 个，然后由大杼穴往下顺着排列到秩边穴，其间所排之片多少无定数，以排满为止。

（2）在第 1 排的外侧沿着排第 2 排，起点在大杼、风门 2 穴之间（即在第 1 排第 1、2 块咸萝卜片之间的外侧）往下排，排到秩边穴外上部（比第 1 排少 1 个）。按要求灸完后，休息片刻，再灸腹部。

2. 灸患者腹部　先在膻中穴上放 1 片咸萝卜蒜片，以此为中心点，在这点的上下左右周围放上 8 块，形成一个 9 片的大方形。

在鸠尾穴、神阙穴各放上不着蒜的咸萝卜片，该片的大小宽度仍为如前，上下长度则要短 3 分（宽 3.3cm，长 2.1cm）此点不灸，两穴之间放咸萝卜蒜片 6 片。

在神阙穴至曲骨穴这一段放 5 片，若是妇女则石门穴不灸，放 1 片不着蒜的咸萝卜片（宽 3.3cm，长 3.3cm）。

腹部沿正中线（即正中行巨阙穴与下脘穴之间为起点）两侧，向下 1 行，每行放 7 片。

沿第 2 行的两侧（低半片与下脘穴平）各再排 1 行放 6 片。

以上步骤做好后便可开始灸了。

（六）注意事项

1. 用镊子夹住艾球，用打火机点着，在咸萝卜片蒜凹中逐个放好，放齐。

2. 注意不要使灸火熄灭，要随时接上艾球，防止火力中断。

3. 若患者感觉灼痛，可以将萝卜片抬起一点，或将艾火减弱一些。注意防止烧伤和大灸疮的发生。

4. 在所灸部位出现深红色时即停止灸治，壮数要视皮肤忍受度来决定，一般每个灸点 3~5 壮。

灸完后必须用三棱针在十宣穴或耳尖放血，并芒针针刺三阴交（双），泻法，不留针，借以泻大热之气（按此灸法，只要操作正确，并无副作用）。

（七）适应证

久病体弱，虚寒痼疾，中阳不振，肾阳不足及一切虚寒衰弱久病不能起床者。

（八）禁忌证

急、新、热、实证及神经过于敏感者。

四、灸法在疑难杂症中的应用

1. 脑出血后遗症　主穴：百会、关元、涌泉、大椎。牙关紧闭者加下关；痰多者加上脘；肢体不利者加环跳、阳陵泉；肩部疼痛，手臂不仁，拘挛难伸加手三里、腕骨；疼痛甚不能提物加肩髃；两手挛痛，臂细无力加曲池。

2. 高血压头晕　中医认为其病因有三：一曰无痰不眩，一曰无火不晕，一曰木动生风，或水不涵木，或土虚木摇。临床用药多罔效，可灸神庭、百会、中脘。若效不明显，再灸肝俞。

3. 肌肉萎缩　灸足三里、三阴交。

4. 风湿、类风湿　疼痛，灸环跳，兼灸脾俞、肾俞；两足麻木不仁，灸腰俞；如手臂作痛，不能提举，灸尺泽；两腿麻木，不能步履，灸风市；强直性脊柱炎，灸膀胱经腧穴，日久起效。

5. 呼吸系统疾病　咳嗽：若咳甚欲吐，灸身柱；因痰而嗽，灸足三里、丰隆；气促咳逆，觉从左升，易于动怒者，灸肝俞；咳嗽见血者，灸肺俞、行间；吐脓者，灸期门；日久成痨者，灸膏肓。喘病先灸天突、中脘、肺俞。所有哮喘不得卧者，须灸灵台。行动遂喘急者，须灸气海。

6. 汗证　无论自汗、盗汗，灸合谷、尺泽、膈俞。

7. 健忘、嗜睡　不论原因灸百会、气海、关元即效。

8. 胃瘫　灸中脘、下脘，兼灸膈俞。若未效者，再灸脾俞、胃俞、足三里。

9. 头痛　头痛者，有外感、内伤之分。如痛无休息者为外感，时痛时止者属内伤。若因头风而痛，宜灸百会、神庭、合谷、胆俞。若头痛如破，或因内伤，宜灸命门。

10. 腹痛　胸腹痛者灸上脘、行间、膈俞；脐下冷痛，灸气海、关元；少腹寒痛，灸中极；夹脐而痛，胃痛，灸天枢。

11. 遗精　灸关元、中极、三阴交、肾俞即可。

12. 脱肛　灸百会、会阳。

13. 月经不调　灸气海、中极、天枢；经闭者，灸腰俞可愈。

14. 宫血　宜灸气海、大敦二穴。

15. 不孕　灸中极、关元、气海、天枢等。

16. 产后　恶露不行，宜灸中极；恶露不止，宜灸气海，或灸关元；胎衣不下，灸中极。

17. 痛经 关元、曲骨、三阴交、天枢或痛区。

18. 糖尿病 重灸关元、中脘、膏肓穴，或三大补穴相间施灸，或灸脾俞、膈俞、胰俞。也可考虑一些经验用穴。如有人发现，大多数的糖尿病患者在背部（第 1、2 腰椎间右侧 2.5 寸）都有一个明显压痛点，为降糖有效穴，被称之为降糖穴。

19. 神经性皮炎 艾灸局部。

20. 植物人 百会、关元、神阙，配合化痰降逆中药。

21. 肥胖 中脘、气海、关元、足三里、血海、支沟、丰隆等。

22. 其他 跌打损伤、瘀血疼痛、痰核疬串、无名肿毒、足跟痛，皆于患处灸之，使痛者灸至不痛，不痛者灸至痛，即愈。

五、灸法在肿瘤治疗中的应用

恢复元气是治疗肿瘤的重要组成部分，但在治疗肿瘤中又不是极其重要的部分。恢复正气的口服中药很难在众多治疗肿瘤的口服药物中挤出一块地盘，而且晚期肿瘤患者口服药物困难，更别说口感不好的中药了。外用中药很少有补药，因为补药很难通过皮肤吸收，所以如何通过外用中药迅猛恢复元气是肿瘤界亟待解决的难题。近年来我发现通过艾灸相关穴位不仅可以很好地解决这个难题，而且很好地解决了许多肿瘤疑难并发症，下面就谈谈我的应用体会。

我把艾灸总结为六大功能，即温通阳气、回阳固脱治疗厥证、脱证；健脾和胃、升清降浊治疗纳少、纳呆；通调三焦、利湿消肿治疗水肿、积液；行气和血、舒经活络治疗疼痛、心脑血管疾病、消瘤；调和冲任、温补下元治疗不孕；强壮保健、养生。真可谓"针药不及，可以灸之"，"及"有部位不能触及和力量不够强两层含义，可以说应用艾灸，疗效绝对超乎你的想象。诚如《外台秘要》卷十四说："至于火艾，特有奇能。虽曰针汤散皆所不及，灸为其最要……此之一法，医之大术，宜深体之，要中之要，无过此术。"《外台秘要》卷三十九说："故汤药攻其内，以灸攻其外，则病无所逃，知火艾之功，过半于汤药矣。"

（一）在抑瘤方面的应用

我把肿瘤分为阴证、平证、阳证（此在前面相关章节中已有论述），可分别用外用药物抑瘤。

阴证或平证肿瘤外用拔毒膏等，非腹腔肿瘤可加青皮90g，乳香90g。肉桂研细末，过筛，留极细末与麝香混匀备用；其余药煎2次，去渣，留汁浓缩成稠膏，如蜂蜜状（药汁可用微波炉去水分），药冷却后加肉桂、麝香，混匀，备用。每次取少许，涂在大块橡皮膏上，敷在肿瘤体表部位，每次 4~24 小时，每日 1 次。副反应可见皮疹、少数水疱、渗液，严重者可停用几天，待皮疹消失后再用，出现皮疹者加苯海拉明霜，出现渗液者加马齿苋。治疗皮下、四肢、胸腹盆腔肿物，腹盆腔肿瘤大网膜切除者不建议应用。

阳证肿瘤的外用药：肉桂末 90g（单包），川乌 10g，海浮石 120g，海藻 120g，壁虎 90g，山慈菇 90g，蜈蚣 30g，猫爪草 90g，夏枯草 120g，蚤休 60g，苦参 60g 等。非腹腔可加青皮 90g，乳香 90g。煎煮法、用法同阴证。

配合药物艾灸，灸敷在局部的药膏，可以事半功倍。

（二）在放化疗副反应中的应用

1. 骨髓抑制　目前现代医学已将升白细胞、升红细胞、升血小板分类应用，可怜的是绝大多数中医同仁把补脾益肾中药作为所有骨髓抑制治疗药物，也就是说所有类型的骨髓抑制皆应用补脾益肾中药，效果很不理想。

中医是分阴阳的，"阳易骤升而阴难速成"，意思是说阳能迅速生成而阴生成较慢，认真研究一下血液中各成分的寿命：白细胞寿命就几小时，血小板 7 天，血色素 100 多天。低下的白细胞一般 2~3 天就能升至正常，血小板一般 7 天才能见到疗效，血色素也是生成较慢。如此看来白细胞与阳气有关，红细胞、血小板与阴血有关，而且白细胞有吞噬消灭细菌功能，卫阳有卫外防御功能，由此可见白细胞类似中医的卫阳。卫阳源自于肾，通过肺外布于表，那么可以通过用温阳补气药物升白细胞，滋养阴血药物可以升血小板、红细胞。但血小板、红细胞是有区别的。红细胞携带氧气供脏腑组织营养类似中医的营血，而血小板止血与中医的脾统血、肝藏血有关，所以升红细胞注重滋阴补肾兼健脾，升血小板注重补脾养肝滋肾。道理清楚了，艾灸穴位就简单了，通过灸关元、足三里、气海，每次2小时以上，3天后白细胞就能恢复正常。艾灸肾俞、脾俞、关元、膈俞、血海穴可以升红细胞；艾灸肾俞、肝俞、脾俞、中脘、足三里可以升血小板。

2.腹泻　化疗引起的腹泻多为化疗损伤脾胃，脾虚浊注则腹泻，用艾灸神阙可止泻。

（三）在肿瘤并发症中的应用

1.疼痛　肿瘤疼痛原因很多，基本上应用刺血拔罐、艾灸可以止痛，但必须认识到淋巴、骨转移的治疗与原发淋巴瘤、骨肿瘤有区别，治疗大法是不同的。淋巴结转移引起的疼痛是阴证，用阴证外用方加乳香60g，没药60g；骨转移引起的疼痛多是阳证，用阳证方加土鳖虫30g，河螃蟹腿、菊花各60g，乳香60g，没药60g；脏器疼痛，凭阳证、阴证用药，一般1~2天就有效果，配合药物艾灸起效更快。

　　骨转移的病机是什么？有人认为与原发性骨肿瘤一样，谬矣！

　　原发性骨肿瘤是肾虚寒凝痰聚，而溶骨性骨转移的病机是血瘀夹热为主，不是完全肾虚髓空。理由如下：

　　第一，治疗骨转移最有效的药物是解热镇痛药、激素、磷酸盐类。解热镇痛药是清热药，大多数激素是凉药，双磷酸盐也是凉药。前两种是寒药好解释，而双磷酸盐是寒药大家不好理解。其实也很好解释，帕米磷酸二钠可引起的副反应有流感样症状，六淫哪种邪气最容易引起流感，毋庸置疑是寒邪，所以帕米磷酸二钠是凉药；唑来磷酸容易引起颌骨坏死，颌骨坏死中医称为走马疳，走马疳病因为极寒凝固，所以骨转移存在血热。

　　第二，中医认为不通则痛，通则不痛，所以可以认为骨转移存在血瘀。溶骨性骨转移的主要病机为血瘀夹热，所以采取压痛点三棱针数点放血、拔罐、艾灸等，使其热得泻、血得活，疼痛可迅速缓解。从这个角度看我提出的骨转移病机是正确的。

　　2.恶性积液　近代中医治疗恶性积液多从五脏调治，弄得繁琐而无效。其实仔细研读《黄帝内经·病机十九条》的"诸病水液，澄澈清冷，皆属于寒"，治疗就变得很简单了。"水不是水，是寒"这是治疗思维的突破，而且疗效非常好。

治疗恶性积液可用养阴药物，补阴药物可恢复肝肾功能，促进水液代谢。

治疗腹水用黄芪 10g，细辛 3g，川椒目 10g，桂枝 10g，龙葵 10g 等药，研成细末。每次取少许，敷于神阙穴，点燃艾绒灸之，第 1 次灸 2 小时，第 2 次以后每次灸 1 小时，灸后将药留在神阙穴，每日 1 次，灸后局部用红花油涂抹防烫伤。根据情况适当给予利尿剂，应用白蛋白、奥曲肽。

治疗脑水肿可用艾灸神阙、关元、百会穴，半个月后脑水肿就会减半。治疗心包积液艾灸虚里、关元等穴，配合桂枝甘草汤加附片，也有很好疗效。

3. 厌食　艾灸中脘、气海、关元、脾俞、胃俞可以取效。

4. 发热　无论是上呼吸道感染、白细胞低下，还是癌性引起的发热，灸百会、大椎等穴位半小时后会热退神清。

5. 痰稀且多　灸上脘有效。

6. 喘憋甚　灸关元、气海、神阙即可，效如桴鼓。

7. 昏迷　灸法完全可胜任，往往半小时后可苏醒，绝无虚言，诚如《备急灸法》所说："凡仓促救人者，惟灼艾为第一。""施之无疑，用之有效，返死回生，妙夺造化。"艾灸神阙、关元即可。

8. 身体衰弱　大灸膀胱经。

第三章 针刺在肿瘤治疗中的妙用

近年来，我应用针刺治疗肿瘤，深感针刺不仅能改善肿瘤症状，而且可明显缩小消灭肿瘤，我应用针刺方法较多，形成了自己的一套理论，临床实用性较强，现介绍如下以供大家参考。

一、对腧穴与经络的功能认识

在肿瘤治疗中选用哪些腧穴是大家关注的问题，我认为治疗肿瘤时应重视原穴、背俞穴、募穴、合穴、交会穴、郄穴、络穴等。

1. 原穴　原穴是脏腑原气经过、留止的地方，《灵枢·九针十二原》指出："五脏有疾，当取之十二原。"《难经》又说："十二原又取决于三焦。"原穴与三焦密切相关，针刺原穴能通达三焦原气，调整脏腑功能，通调十二经经气，主治脏腑病变。调理四肢原穴可以补元气。

2. 背俞穴　背俞穴是五脏六腑之气输注于背部的一些特定穴位，主要位于膀胱经，针刺可以治疗五脏六腑病变，同时还可以治疗与脏腑有关的五官、五体、五味等病变。我多在背俞穴用刺血拔罐治疗相关疾病，疗效显著。后面病例多有记载。

3.募穴　募穴是脏腑之气聚于胸腹部的一些特定穴位，分布于胸腹部，治疗肿瘤常选用募穴。

4.合穴　脉气自四肢末端至此，最为盛大，犹如水流合入大海。合穴多分布在肘膝关节附近，《灵枢·邪气脏腑病形》"荥输治外经，合治内腑"，合穴多治疗脏腑疾病。《素问·咳论》"治脏者治其输，治腑者治其合"。输穴与合穴虽各有其治，但不可墨守成规。

5.络穴　是络脉在本经别出部位的腧穴。是经脉表里相通和散布传注的穴位，是表里经之间联系的纽带，疏通表里经疾患常用。

6.郄穴　是指经脉气血曲折汇聚的孔隙，多用来治疗急性病证，如发热、咳血等。

7.交会穴：是两条以上经脉交会通过的腧穴，是经脉之间互通脉气的处所。肿瘤患者往往是多条经络同时患病，要是每条经络单独取穴，则穴位众多，而且还有可能穴位作用相互抵消，这时应该重视交会穴，合理选用交会穴，多事半功倍。要重视熟记每条经络中的交会穴。

8.十二正经与奇经八脉的关系　针灸者多重视十二正

条奇经重视不够，事实上奇经八脉是联络调整十二正经气血的，十二经脉充盈时则流入奇经八脉，不足时则奇经八脉气血流入十二经脉以补充滋养。补奇经八脉可使气血充盈奇经八脉、十二经脉空虚；泻则十二经脉充盈、奇经八脉空虚。

9. 重视手足厥阴经、手足少阳经　我常说内科医生会用小柴胡汤、乌梅丸就可以处理许多常见病及疑难杂症，针灸也是如此，善于应用以上十四经就可以解决许多疑难杂症，包括肿瘤。绝大多数中医医生不重视三焦的功能，事实上三焦是气血水谷等运行的空间（通道），三焦有病则诸脏腑失养，针刺三焦穴位可以通调气血运行与津液代谢等，三焦原穴为阳池。诸热皆从三焦生，所以灸三焦的阳池、中焦的中脘、下焦的石门可泻三焦之火、祛三焦之湿。

二、各种针法应用比较

选用针灸疗法必须明确经络循行，必须针法熟练，要具备完善的肿瘤辨证理论体系，如此临床才会取得显著疗效。

肿瘤患者在相关穴位可以表现为有结节、条索状物，也可表现为穴位酸胀、板滞，出现这些情况如何选择针具呢？

我认为结节、条索状物用刺血拔罐、小针刀来疏解效果会好一些。对于局部肿物病灶表浅者可用火针围刺、毫针浅刺；病灶深者可用芒针、火针围刺、在肿物四周刺血拔罐。浅刺适合于热证、虚证，或体质虚弱及感应灵敏患者。对于疼痛患者浮针和刺血拔罐效果很好，往往血出痛止。对于头晕患者，浮针效果极佳。对于阳虚及阳虚引起的腹水推荐用火针治疗。对于病情稳定的患者或没时间治疗者可在病灶周围埋线，采用埋线疗法。

对于针灸消瘤要高度重视火针和芒针围刺，火针诚如陈实功在"瘰疬"病所言："火针之法独称雄，破核消痰立大功，灯草桐油相协力，当头一点破凡笼。"

围刺是指在肿瘤四周边缘进针，间隔1~2cm，进针不超过1寸，留针30分钟到1小时。适用于凡能扪及的恶性肿瘤及炎性肿块、良性肿瘤，我们也常用于肿瘤对应的胸腹部体表部位。

芒针是用5~7寸的毫针，根据针刺的部位深刺5~7寸，采用提插、捻转、摇摆等强刺激，运针15分钟，留针30~45分钟。

三、针刺技巧与特殊穴位

1.结节、条索状物可用刺血拔罐、小针刀，以刺血拔罐为主，尽快疏通气血，同时佐以艾灸，效果更佳。

2.肿瘤表浅，可用火针沿根部围刺，间隔距离 1~2cm；如病灶深，可探明部位，沿肿瘤四周用芒针围刺，间隔距离 1~2cm；如肿瘤对应体表不明确，可用火针沿不适部位围刺。

3.皮肤相应部位反应点。食管癌、肺癌、肠癌在背部常见黑的色素点，妇科肿瘤常见足部脾经有静脉曲张，在这些部位刺血可明显缓解症状。

4.消瘤的特殊穴位

（1）上焦调理穴位：天突与膻中、消块等。

天突：患者仰卧，头部放低，先用芒针浅刺 1~2 分，将针弄弯，沿胸骨柄后缘向下针刺，如针有波动感，说明遇到动脉，停止进针。针刺 3~5 寸，不宜过度提插，留针 1~2 分钟。针后部分患者可呕吐痰涎。天突，可形容为向上的烟囱，烟囱一堵，则痰涎难出，气滞难消则胸部窒塞，故天突穴可治疗胸部肿瘤疾患，如食管癌、肺癌、纵隔肿瘤等。注意针刺天突可会出现胸闷窒息等感觉，建议留针时间要短。

膻中：患者卧位，用蝶形注射器针头向病灶部位做浮针治疗，留针 30 分钟。

消块：位于腋前纹头尖端。垂直针刺 1~2 寸，避免针头斜向胸腔。主治乳腺癌、肺癌、胸痛及肩周炎等。

扁桃体穴：位于下颌角正下方 0.5 寸处。治疗鼻咽癌、喉癌、食管癌、扁桃体癌、急慢性咽喉炎、声音嘶哑等。

（2）中焦调理穴位：章门与痞根。

章门：患者侧卧，下方的下肢伸直，上方的下肢弯曲，在第 11 肋间，章门穴垂直进针（肝脾大者禁针），针尖不能向上，缓慢进针提捻，可留 10~30 分钟。对腹腔肿瘤如贲门癌、胃癌、肝胆肿瘤、胰腺癌、大肠癌、腹膜后肿瘤、肾癌等有较好疗效。

痞根穴：患者侧卧或俯卧，垂直进针，5~7 寸，缓慢提捻，可留针 10~30 分钟。治疗疾病同章门穴，一般联合应用。

（3）下焦调理穴位：子宫、中极、大横等穴。

子宫、关元、天枢、中极、大横、腹结等穴位，垂直进针，3~5 寸，留针 10~30 分钟。治疗盆腔肿瘤，如乙状结肠癌、直肠癌、卵巢癌、子宫癌以及膀胱癌等。

四、针刺消瘤经验

针刺配穴与中医方剂一样，要根据患者的体质和病情，从全身的腧穴中选出对于该肿瘤有效的腧穴，或升阳，或潜阳，或补气，或补血，或温阳等。

古今中外多用针灸治疗疼痛、偏瘫等，对于肿瘤这一疑难病，针灸医生很难触及，而且也多不敢触及，自然没有多少可供参考的资料。我在临床上反复总结得出一些有价值的针刺消瘤经验。

（一）针刺治疗肿瘤用中医理论指导选穴

目前肿瘤患者看中医多数吃中药，是因为中医介入肿瘤较早，医生对现代肿瘤知识比较了解，中药疗效被广大患者认同。而针灸科医生基本没介入肿瘤治疗，对肿瘤知识知之甚少，不敢也没能力参与肿瘤治疗，针灸治疗肿瘤的经验明显不足。肿瘤是非常复杂的疾病，涉及多个脏腑、多个经络，既是功能性病变，又是器质性病变，针刺治疗肿瘤单靠已有的循经取穴、单个抗癌穴位很难治愈肿瘤。

针刺改善症状用简单的经验就能立竿见影，但消灭肿瘤就比较难。我们在临床上摸索出一整套中药抑瘤的辨证方法，用此来指导针刺抑制肿瘤效果亦较好。中医治疗肿瘤需要辨证，肿瘤都有自己的共性，在共性的基础上根据辨证加减药物。针刺治疗肿瘤也是如此，首先要有基本穴，然后根据患者的气血寒热虚实加减穴位。

肿瘤病机是虚实夹杂，一般而言胸腹背部穴位和四肢原穴多用于补虚，四肢合穴多用于泻实。我们常采用太极六合针法将丹田元气运到患病脏腑以补虚，或根据患病部位针刺相关穴位化痰、温阳、活血、祛湿等。

李东垣的针灸法是遵循《黄帝内经》之意，先针灸腹部太极补助元气；其次针灸手足原穴及五输穴，使元气通行经络；第三针针灸腰背驱散邪气。此与我们治疗肿瘤有许多相通之处。

（二）运用五运六气理论指导用针

根据患者出生时的运气学，结合患者发病时的运气学，得出诱导肿瘤的主要因素，再结合治疗时的运气因素辨证循经选穴，治疗目的更强一些，效果自然更好。

（三）根据病因病机选穴

肿瘤的病因病机不过虚实。虚为脏腑经络空虚，根据疾患所在脏腑经络不同，选用不同经络穴位补虚，或补气或补血，或温阳或滋阴，多选原穴、募穴、任督二脉穴位；邪实不外痰湿内阻、气滞血瘀、寒凝火蕴、癌毒。大家切记勿忘六淫致病特点，仔细探寻，自然有好疗效。

补气常用太渊、内关、中脘、脾俞、足三里、公孙、太白、太溪、神阙、关元、气海等。

养血常用内关、心俞、血海、三阴交、公孙、肾俞、气海、神门等。

温阳常用气海、关元、命门、神阙等，多用灸法。

滋阴润燥常用金津、玉液、天荣、太溪、关元、尺泽、液门、廉泉、承浆等。

祛痰常用丰隆、天突、巨阙、痰喘（膺窗穴外斜上 1.8

寸处）、内关、中脘、痞根等。

活血常用膈俞、心俞、三阴交、血海以及肿瘤部位围刺。

祛湿常用脾俞、中极、石门、阳陵泉、阳池、三阴交、水分、水道、归来、然谷等。

利水常用云门、期门、章门、京门、水分、神阙、水道、归来等。

理气常用膻中、太渊、外关、天突、支沟、中脘、巨阙、腹结、天枢、足三里、内关、气海、神阙，以及阳陵泉下3寸等。

泻火常用大椎、大陵、阳池、曲池、太冲、石门、委中、照海、角孙、少商、十宣及五脏六腑之背俞穴。

外寒常用环跳、风池、风府、风门、合谷等。

安神常用神门、大陵、心俞、神堂、委阳穴下2寸及艾灸神阙等。

内风常用太冲、阴陵泉、行间、风池、太溪等。

升阳常用百会、丘墟。

潜阳常用合谷、太渊、太溪。

以上穴位可根据脏腑经络或三焦部位不同加以选择，不必全选。

（四）巧用针刺方法

针对不同部位、不同病证、不同体质可选用不同的针刺方案，或火针，或艾灸，或围刺，或芒针，或挑刺，或刺血拔罐等等，如此才能取得好疗效。

（五）要重视特定穴位的作用

许多疾病有外在反应点，肿瘤更是如此，要仔细寻找某个肿瘤外在反应点，这对诊断、治疗肿瘤有直接作用。这些反应点不仅仅是常用肿瘤治疗的有效穴，而且是肿瘤损及脏腑经络皮表的反应点。应该"查其所痛，左右上下，知其寒温，何经所在""凡刺之络，经络为始，营其所行，制其度量。内次五脏，外别六腑"。这些点要在所患疾病经络和所损脏腑的经络寻找，如肺癌阴虚患者常在内关、筑宾等穴位有结节和压痛点；子宫颈癌常在三阴交、血海有压痛点；贲门癌常在至阳、筋缩、左肾俞、复溜、中脘、中府、巨阙有反应点；卵巢癌常在照海、然谷等穴附近有皮下血管怒张；许多胸部肿瘤、食管贲门胃部肿瘤巨阙板滞结节；食管癌在背部对应部位的脊柱两侧多扪及米粒大小阳性结节；肠癌在上下巨虚有明显压痛点和结节等等。

（六）开动脑筋，在无字处或中西医结合点找答案

俞云老师在《切脉针灸治癌》中谈及食管癌哽噎症状的治疗时用巨阙、上中脘恢复食管的蠕动功能，促进痰液向下排出。食管黏液绝大多数源于腮腺、颌下腺、舌下腺，针刺金津、玉液、颊车、天荣等穴减少黏液分泌无疑是中西医结合的一个亮点，充满了智慧。我应用艾灸气海、关元、足三里升高白细胞；脾俞、肝俞刺血拔罐升高血小板也是中西医理论汇通临床验证显效的典范。

颈部淋巴结大多数人认为病在胃经，实则不尽然，手少阳三焦经经过缺盆，所以针刺阳池治疗锁骨上及颈部淋巴结转移癌远比用足阳明胃经穴效果好。肛门灼痛或绞痛，中医认为"不通则痛"，我在天突及其周围刺血无效，在百会穴合谷刺也无效，思忖肛门在会阴和长强之间，肛门疼痛是由于任督经气不通，在会阴和长强针刺，疼痛会迅速缓解。我治疗心包积液选用虚里，治疗胸水选穴云门、期门、章门、京门、水道、归来、关元、石门等，虚里是部位名称，胸壁云门、期门、章门、京门是引邪外出之道，这些都是突破既往思维的结果，是在无字处找出的答案。

症状出现往往早于影像学，而转移前最常出现的症状是疼痛，疼痛持续而且部位恒定时，疼痛部位很可能出现转移灶（肿瘤原发灶多不出现疼痛），如早期疏通经络气血，则有可能早期消灭转移灶，改善生活质量，延长生存期。

中医之学在于悟，悟的基础是开动脑筋，把看似不相关的内容揉在一起理清思路悟出治病之术、治病之道。恩师李士懋教授对中医多有发挥，他老人家常言："大疑大悟、小疑小悟、不疑不悟。"学好中医重在"悟"，带着疑问去悟。

第四章　脐疗在肿瘤治疗中的应用

一、中医脐疗的发展历史

　　中医外治的历史悠久，而脐疗作为中医外治法的一种疗法，亦源远流长，早在《五十二病方》中就有脐疗的记载。药物敷脐疗法是从古代药熨、敷贴疗法的基础上发展而来的，由于其安全有效，简便易行，故备受历代医家的推崇。

　　脐曰神阙，位于任脉。《灵枢·营气》曰："……其支别者，上额循巅下项中，循脊入骶，是督脉也；络阴器，上过毛中，入脐中。"指出了脐与督脉的关系；《素问·骨空论》："冲脉者，起于气街，并少阴之经，夹脐上行，至胸中而散。"言明了脐与冲脉的关系；《灵枢·经别》："当十四椎，出属带脉。"阐述了脐与带脉的关系；《难经·六十六难》："脐下肾间动气者，人之生命也，十二经之根本。"认为脐为先天之命蒂，后天之气舍，为经气之汇海，五脏六腑之本。《灵枢·经筋》："手少阴之筋……下系于脐。"《会元针灸学》："神阙者，神之舍也，心藏神，脐为神之舍。"《灵枢·肠胃》："小肠后附脊，左环回周迭积，其注于回肠者，外附于脐上。"心与小肠相表里为络属关系，故脐与心脏、小肠相通。脐属任脉，任脉会足少阳于阴交；督脉贯脐中央，督脉会足少阳于大椎，即脐与肝、胆相关。《灵枢·经脉》："胃足阳明之脉……下夹脐。"《难经·二十七难》："冲脉者，起于气冲，并足阳明之经，夹脐上行，至胸中而散也。"脾与胃表里络属，脾胃为后天之本，而脐为后天之气舍，即脐与脾、胃相关联；《灵枢·营气》："故气从太阴出……入脐中，上循腹里，入缺盆，下注肺中，复出太阴。"脐之深部直接与大肠连接，《幼科大全·论脐》："脐之窍属大肠。"又肺脉属肺，络大肠，故脐与肺大肠直接相连；《灵枢·经别》曰："足太阳之正……属于膀胱，散之肾……足少阴之正，至腘中别走太阳，而合上至肾，当十四椎，出属带脉。"而带脉过脐，故肾和膀胱可通过带脉通脐。《难经·六十六难》："脐下肾间动气者，人之生命也，十二经之根本，故名原。三焦者，原气之别使也，主通行三气，经历于五脏六腑。原者三焦之尊号也。"《难经·三十一难》："中焦者……其治在脐旁；下焦者……其治在脐下一寸，故名曰三焦。"故脐与三焦相通。这些都说明了脐与脏腑、经络的联系，并为后世敷脐疗法的应用奠定了理论基础。

　　在脐部用药物治疗疾病最早见于晋代葛洪《肘后备急方》，书中提出"灸脐上十四壮，名太仓，可治卒得霍乱腹痛"，此阶段为脐疗的萌芽时期。

到了唐代，脐疗得到了一定的发展，《千金要方》《千金翼方》《外台秘要》等著作中已有很多关于敷脐疗法的记载。如《千金要方》："治虚寒腹痛、上吐、下泻，以吴茱萸纳脐，帛布封之。"《千金翼方》记载："治霍乱吐泻，筋脉挛急……此病朝发夕死，以急救暖脐散填脐。"此外，孙思邈还用东壁土敷脐，用苍耳子烧灰敷脐，用露蜂房烧灰敷脐以治疗脐中流水，用杏仁捣如泥与猪髓搅和均匀后敷脐以治脐红肿。王焘的《外台秘要》也有数例脐疗方的记录，如用盐和苦酒涂脐治疗二便不通等。

宋元时期，脐疗的内容得到丰富，常应用于治疗急症，可见其推广程度和人民的认可程度，如《太平圣惠方》治卒中，"附子研末置脐上，再灸之，可活人"。《三因方》治中暑，"蘸热汤敷脐上"。《万病回春》治疗小儿泄泻不止，以"五倍子、陈醋稀熬成膏，贴脐上"。还有《圣济总录》中记有："腹中寒冷，泄泻久不愈，暖脐膏贴脐，则病已。""治膀胱积滞，风毒气胀，小便不通，取葱津一蛤蜊壳许，入腻粉调如液，封脐内，以裹肚系定，热手熨，须臾即通。"《南阳活人书》用葱白烘热敷脐治阴毒腹痛、厥逆唇青挛缩、六脉欲绝者。

明清时期，敷脐疗法得到了很好的发展，涉及的治疗领域也进一步扩大，可以说是到了成熟时期，已用于治疗很多疑难杂症或奇症。明代李时珍在《本草纲目》中载有"治大腹水肿，以赤根捣烂，入元寸（麝香）贴脐心，以帛束定，得小便利，则肿消""五倍子研末，津调填脐中，以治疗自汗、盗汗；用黑牵牛为末，水调敷脐上治疗小儿夜啼"等。龚廷贤在《寿世保元》中，用麝香、樟脑、莴苣子及叶捣为膏敷脐治疗缩阳证。《类经图翼》用甘遂、黑白丑研末热敷脐上治湿气肿胀。《医宗必读》提出用独活、栀子、青盐捣末填脐并固封治疗小便不通。此外，《景岳全书》《古今医统》《简易普济良方》等均有脐疗的内容记载。

清代医家赵学敏在《串雅内编》和《串雅外编》两书中均记载有民间药物贴脐的验方，其中有"治水肿病，小便不通，以甘遂末涂脐上，甘草梢煎汤液服之"。此外还有治疗腰痛以生姜、阿胶共煎成膏，用厚纸摊贴脐眼；治疗痢疾用绿豆、胡椒、麝香、胶枣共捣烂贴脐上等。所载方简单且效验，迄今仍被临床所沿用。清御医吴谦在《医宗金鉴》中说："阴阳熨脐葱白麝，冷热互熨水自行。"本法是用葱白捣烂，加入麝香少许，敷脐上，并以冷热刺激，治小便癃闭、点滴难出之证。可见在当时药物贴脐法，不仅流行于民间，而且也被宫廷太医吸收应用了。

至晚清，清代外治大师吴师机在《理瀹骈文》中提到："中焦之病，以药切粗末炒香，布包缚脐上为第一捷法。"又说：
"对上下焦之病，也可应用敷脐而上下相应。"提出敷脐
法可治"风寒、霍乱、痢疾、疟疾、黄疸、食积、呕吐等……
此法无论何病，无论何方，皆可照用。"《理瀹骈文》是
论述外治法的专著，书中记载贴脐、填脐、纳脐、涂脐、
敷脐、掺脐、灸脐等法的验方达300种之多。治疗病种遍
及内、外、妇、儿、五官、皮肤等科，对贴脐疗法的作用
机制、药物选择、用法用量、操作方法、注意事项及辨证
施治，都从理论上做了系统的阐述，形成了独特的治疗体系。
同时书中还指出："外治必如内治者，先求其本，本者何？
明阴阳，识脏腑也。"其对脐疗的发展和应用起到了极大
的推动作用。

到了近现代，脐疗也越来越受到现代医家的重视，无
论是在临床应用还是在理论研究上都有了新的发展和认识，
是脐疗的提高时期。现在，敷脐疗法被广泛应用于临床，
涉及呼吸、消化、心血管、泌尿、神经、内分泌等多个系
统，可广泛应用于内、外、妇、儿、五官、皮肤等各科疾病，
能增强机体免疫力、抗衰老、抗肿瘤、抗过敏、调节自主
神经功能、改善微循环、养生保健。

二、脐疗的作用机理

（一）中医机理

肚脐，位于腹部正中凹陷处，是新生儿脐带脱落后遗留下来的一个生命根蒂组织，属中医经络系统中任脉上的一个重要穴位，取"如门之阙，神通先天"之意，名为"神阙"。《经穴名的考察》称"神"是心灵生命力，"阙"是君主居城之门，为生命力居住的地方。神阙穴是任脉的要穴，任脉乃主一身之阴，有充养和总调阴经脉气的功能，对诸阴经有主导统率作用，神阙穴通过任脉与五脏六腑及十二经相通，用药物不断刺激，以疏通经络，调理气血，补虚泻实，调整脏腑阴阳，使人体可以达到"阴平阳秘"的稳态。具体而言，其机理如下：

1.局部药物吸收作用　脐在胚胎发育过程中是腹壁的最后闭合处，表皮角质层最薄，屏障作用最弱；而且脐下脂肪组织缺如，皮肤和筋膜、腹膜直接相连。脐部皮肤除局部微循环外，脐下腹膜还分布有丰富的静脉网，腹下动脉分支也通过脐部。另外，脐部是一凹陷隐窝，乃天然药穴，最适宜置药，药物敷贴后形成自然闭合状态，可较长时间存放，这些均有利于药物穿透皮肤弥散，从而被人体吸收。敷脐后，药物通过脐中皮肤的渗透和吸收，经脉的循行，输布全身，直达病所，从而发挥治疗作用。

2. 腧穴经络传递作用　脐（神阙）与经脉关系非常密切，尤其是与奇经八脉的任脉、督脉、冲脉和带脉直接关联。根据中医理论，神阙穴隶属任脉，任脉与冲脉相交会，与督脉相表里。任脉、督脉、冲脉"一源三歧"，三脉经气相通。同时，督脉与任脉位于人体前后周循全身，分别总督阳脉与阴脉，在防治疾病中具有十分重要的作用。任脉为"阴脉之海"，能"总督诸阴"，对全身阴经有总揽、总任的作用，其脉气与手足各阴经相交会。因任脉联系了所有阴经，故脐可通过任脉与全身的阴脉相连通。督脉为"阳脉之海"，能"总督诸阳"，它的脉气多与手足三阳经相交会。督脉又与阳维脉交会于风府、哑门。故脐又可通过督脉与诸阳经相联系。冲脉上至头，下至足，贯穿全身，为"十二经之海""五脏六腑之海"，能调节十二经气血，其脉气在头部灌注诸阳，在下肢参入三阴。故脐可通过冲脉与十二经脉相通。带脉横行腰腹之间，能"约束诸经"，足部的阴阳经脉都受带脉的约束。又由于带脉出自督脉，行于腰腹，腰腹部是冲、任、督三脉气所发之处。故脐可通过带脉与足三阴经、足三阳经以及冲督相联系。

3. 系统调节作用　脐中部位具有丰富的神经末梢、神经丛和神经束。药物敷贴于脐部，不断刺激脐部皮肤，使局部皮肤上的各种神经末梢进入活动状态，通过神经反射和传导作用，借以激发神经－内分泌－体液调节功能，改善各组织器官的功能活动状态，增强人体的抗病能力和防御能力，提高免疫力，从而达到防病治病的目的。

（二）脐部组织学结构

人在胎龄 3 个月时，脐带就形成了。脐带是胎儿与母体联结的纽带，是胎儿生命的桥梁，它一端连接于胎儿的脐轮，另一端连接于胎盘。脐带由两根脐动脉、一条脐静脉及包裹于它们表面的胶冻状组织组成。各种营养物质和氧通过脐带源源不断地进入胎儿体内，同时胎儿代谢的废物又通过脐带运输出去，这就是胎盘循环。其中脐静脉流动的是从母体而来的富含氧气和养分的动脉血，通过脐静脉，胎儿从母亲获得氧气及所需的各种营养物质。脐动脉是从胎儿流向母亲的静脉血，将胎儿的代谢废物传至胎盘通过母体而排出体外。胎盘循环保证了胎儿的正常生长发育。脐在胚胎发育过程中为腹壁最后闭合处，皮质层最薄，屏障功能最弱，皮下无脂肪组织，皮肤和筋膜、腹膜直接相连。脐下腹膜还有丰富的静脉网，浅部和腹壁浅静脉、胸腹壁静脉相吻合，深部和腹壁上下静脉相连，腹下动脉分支也通过脐部。这些组织结构有益于药物吸收转输，即使脐疗药物为大分子物质也比其他部位容易吸收、转输。

药物敷脐后，其有效成分通过脐部皮肤的角质层进入细胞间质，药物通过脐中皮肤的渗透和吸收，经脉的循行，输布全身，直达病所，从而发挥治疗作用。现代有学者研究认为：敷脐疗法具有提高机体免疫力、抗衰老、抗肿瘤、抗过敏、调节自主神经功能、改善微循环等作用。

三、脐疗的方法和功效

自古以来，有脐不可针刺的说法（事实上可以针刺，效果很好），但可以外敷药物和艾灸，目前用得最多的也是这两种方法。

药物敷脐疗法具有多方面的功能和作用，可大致分为以下七种：

1. 温通阳气、回阳固脱，如食盐敷脐再加上艾灸，可用于中风、晕厥、虚脱等证。

2. 健脾和胃、升清降浊，使脾胃气机协调，用于脾胃不和诸证。

3. 通调三焦、利湿消肿，激发三焦气化功能，促使气机通畅，经络隧道疏通，用于腹水、水肿、小便不利等证。

4. 行气和血、通经活络，使经络通畅，气血调和，可用于痹证、诸痛证、手足麻木等。

5. 调和冲任、温补下元，临床上常用于妇女月经不调、痛经、带下及男子阳痿、早泄等。

6.敛汗安神、涩精止带，可用治自汗、盗汗、梦遗、惊悸、失眠等证。

7.强壮保健、养生延年，可补脾肾，益精气，用于虚劳诸证、神经衰弱以及预防保健。

四、脐疗在杂病治疗中的应用

脐疗在杂病中应用甚广，下面介绍我用脐疗方法治疗的 7 种疾病：

1.尿频　丁香、吴茱萸、肉桂、五倍子等份，研细末，取适量，敷脐。

2.汗出　五倍子（炒黑）10g，郁金 10g，冰片 10g，研细末，取适量，敷脐。

3.顽固性呃逆　白胡椒40g，芒硝10g，朱砂0.5g，研细末，取适量，敷脐。

4.便秘　大黄 30g，芒硝 20g，炒莱菔子 15g，芦荟 30g，研细末，取适量，敷脐。

5.腹胀痛　白胡椒研末敷脐。

6.顽固性咳嗽　麻黄、白芍、半夏、桔梗、杏仁、百部各 10g，桂枝、炙甘草各 6g，干姜、细辛、五味子各 3g，研细末，取适量，敷脐。

7.过敏性鼻炎　白芷、苍耳子、细辛、辛夷、荆芥各等份，研细末，取适量，敷脐。

五、脐疗在肿瘤治疗中的应用

应用脐疗治疗肿瘤及其并发症，取得良好疗效，同时方便易学，现介绍如下：

（一）腹盆腔肿瘤及肿瘤外压肠管引起的肠梗阻

肉桂末 90g（单包），麝香 1g（单包），川乌 90g，草乌 90g，海浮石 120g，海藻 120g，壁虎 90g，山慈菇 90g，蜈蚣 30g，猫爪草 90g，夏枯草 120g 等。

非腹腔可加青皮 90g，乳香 90g。肉桂研细末，过筛，留极细末与麝香混匀备用；其余药煎 2 次，去渣，留汁浓缩成稠膏，如蜂蜜状（药汁可用微波炉去水分），药冷却后加肉桂、麝香，混匀，备用。每次取少许，涂在大块橡皮膏上，敷在肿瘤体表部位或脐部，每次 4~24 小时，每日 1 次。应用此方可明显抑制肿瘤、减少胃肠分泌物，促进肠蠕动。

典型病例

徐某，男，63 岁，因升结肠癌术后肝转移、腹腔内淋巴结转移伴不全肠梗阻 1 周来诊。曾在外科予胃肠减压术，效不佳。就诊时腹大如鼓，叩诊呈鼓音，肠鸣音亢进，舌暗边尖有瘀点瘀斑，苔黄厚腻，脉弦滑数。以上法外敷脐部，连用 3 天后肛门排气，腹胀缓解，治疗 1 周后腹胀消失，能自由进食，1 个月后腹部 CT 检查示腹腔淋巴结缩小 2cm。

（二）肿瘤化疗引起的腹泻

治疗方法：艾灸脐部神阙穴，一般半小时后起效。

典型病例

朱某，女，42 岁，胃窦部低分化腺癌术后行全身化疗，化疗第二天夜间即出现腹泻，稀水便，每小时 6 次，伴纳差、神疲、恶心欲呕，用艾灸神阙穴半小时后腹泻即止。

（三）癌性腹水

治疗方法：川椒目、生黄芪、龙葵、桂枝、细辛、甘遂，共研细末，取适量，敷于脐部神阙穴，用艾灸神阙穴药物，第 1 次 2 小时，而后每次可以 1 小时，5 天为 1 个疗程。

典型病例

李某，男，78 岁，结肠癌术后，肝转移、肺转移、腹腔淋巴结转移。出现腹胀、腹围增大 1 个月，B 超提示腹水大量。给予利尿、输注白蛋白及腹腔穿刺放液等治疗，效不佳，后转我科治疗。给予上方治疗 1 天后，腹胀缓解，尿量增加，3 个疗程后，腹胀消失，B 超复查，探及 2cm 少量腹水。

（四）癌性疼痛

治疗方法：蜈蚣 2 条，白屈菜、徐长卿、元胡各 15g，麝香 3g。以上诸药粉碎后研末，过筛，黄酒调匀成膏，敷于脐部，外以伤湿止痛膏封闭固定，24 小时一换，7 天为 1 个疗程。

典型病例

夏某，男，68 岁，肝癌。多次行肝动脉栓塞化疗术后，近半月来肝区疼痛明显，给予止痛片、曲马多口服，疼痛未见明显缓解。经上方治疗 3 天后，疼痛开始缓解，2 个疗程后疼痛基本消失。

（五）肿瘤引起的便秘

治疗方法：生大黄、芒硝、枳实、炙甘草各等份，粉碎研末，每次取药末适量，敷于脐部，外覆胶布固定，每日 1 次，每次 24 小时。

典型病例

高某，女，53 岁，诊断为胰腺癌半年，曾予健择加顺铂方案化疗 3 周期。近 2 个月来出现便秘，大便 6～7 日甚至十多天 1 次，难解，伴口干、口臭，舌暗红、苔干黄、脉沉细。以上法治疗 3 天，即解出羊粪球样大便，量多，恶臭，次日大便变软，此后大便每日 1 次，未再出现便秘。

（六）肿瘤引起的厌食症

治疗方法：丁香、砂仁、厚朴各 10g，肉桂、鸡内金各 20g，诸药粉碎研细后过筛拌匀备用。每次取药末适量敷于脐部，24 小时更换 1 次。

典型病例

刘某，女，46 岁，胃溃疡型腺癌术后两个月，近半月来纳差，食欲明显下降，伴消瘦乏力。外敷上药 3 天后食欲基本恢复正常。

（七）非肿瘤引起的不全肠梗阻

治疗方法：用肉桂、川椒目、吴茱萸、枳壳、厚朴、清半夏各 10g，冰片 3g。上药粉碎成细末，过筛后混匀，每次取适量药末置脐上，再用伤湿止痛膏外固定，24 小时一换。此法治疗术后或肠动力差引起的不全肠梗阻，效果很好。

典型病例

温某，女，64 岁，胃癌术后一直未矢气，外科医生束手无策，采取静观态度，用上法 1 天后即矢气频频。

（八）放化疗后骨髓抑制

治疗方法：当归 10g，血竭 4.5g，附片 10g，干姜 10g，黄芪 10g，冰片 3g，研细末，取适量敷脐，每日 1 次，每次 24 小时；或灸关元、足三里、气海，每次 2 小时以上，2 天后白细胞就能恢复正常。艾灸肾俞、脾俞、关元、膈俞、血海穴，每次 2 小时以上，可以升红细胞；艾灸肾俞、肝俞、脾俞、中脘、足三里，每次 2 小时以上，可以升血小板。

典型病例

朱某，女，54 岁，卵巢癌术后复发，反复化疗 30 次，用 CAP 方案化疗后白细胞降至 $0.8 \times 10^9/mL$，中性粒细胞为 $0.1 \times 10^9/mL$，用尽所有升白细胞的方法均无效。用灸关元、足三里、气海，每次 2 小时以上，3 天后检查白细胞恢复正常。之后用中药敷脐配合化疗，血象基本正常。

（九）肿瘤引起的喘憋甚

治疗方法：灸关元、气海、神阙即可，效如桴鼓。

典型病例

沈某，男，28 岁，主因肺腺癌纵隔淋巴结转移、胸膜转移引起大量胸水、上腔静脉综合征，其主管医生用 TP 方案化疗后不仅无效反诸症加重，喘憋甚，每日持续吸氧，端坐呼吸，用灸关元、气海、神阙 2 小时后喘憋明显减轻，可不用吸氧坐在床边聊天半小时。

（十）肿瘤晚期出现昏迷

灸法完全可以胜任，往往艾灸神阙、关元各半小时后患者即可苏醒。

典型病例

蔡某，女，80 岁，主因胆管细胞癌出现大量腹水，因肺部感染、腹水引流后出现感染性休克，深昏迷，在灸治20分钟后患者慢慢睁开眼睛，血压稳定，灸治40分钟后患者完全苏醒，言语流利，饥饿索食。

（十一）放化疗后疲劳

在血色素正常情况下，可灸百会、大椎、关元、神阙等穴，每次1小时，一般1次即能缓解。

典型病例

张某，男，45岁，主因结肠腺癌化疗后，全身无力，饮食正常，查血色素正常，用艾灸百会、大椎、关元、神阙穴2小时，第2天全身无力消失。

（十二）脑水肿

原发性脑瘤和脑转移癌会引起脑水肿，脑水肿治疗较困难，用艾灸神阙、关元、百会穴1个月后就会明显减轻。

典型病例

王某，男，38岁，为横纹肌肉瘤术后肺转移、脑转移患者。脑转移曾予放疗，放疗后脑水肿加重，视物模糊，头晕，予艾灸神阙、关元、百会穴，1个月后无头晕、视物模糊等症状，检查脑部CT脑水肿明显减少。

（十三）心包积液

小细胞肺癌、淋巴瘤最容易心包转移，用艾灸虚里、神阙、关元等穴可减少心包积液。

典型病例

赵某，女，46 岁，为肺腺癌心包转移，出现心包积液，约 1.2cm，表现为胸闷、气短，口服中药配合艾灸虚里、神阙、关元等穴位，每日 1 次，14 次后症状消失，超声心动检查心包积液已不明显。

脐疗不仅仅是脐部给药，还包括脐针、太极六合针法等，大家可参考有关图书学习。

【临证实录篇】

第一章　中医外治肿瘤及其合并症、并发症钩玄

第一节　恶性肿瘤

中医外治肿瘤包括中药外敷、灌肠、搐鼻、针灸等，临床应用得当，效果出人所料，现将个人临证所得经验列述如下，以期抛砖引玉。

一、中药治疗

中药治疗包括外敷、搐鼻、灌肠等，这些疗法在抑瘤消瘤过程中发生重要作用。

（一）中药外敷

中药外敷必须分清阴证、阳证，还要考虑是否曾经放疗过。基本方药参考"中药外治肿瘤的临证体会"部分。

（二）中药搐鼻

中药搐鼻除止痛外，还可以治疗鼻咽癌、脑瘤等，可

用石见穿、川芎、红花、壁虎、金银花、蜈蚣等研细末，搐鼻，每日1次或多次。

（三）中药灌肠

治疗肠癌、前列腺癌可采用灌肠，用苦参、蟾皮、壁虎、马齿苋、夏枯草、当归等药，煎成稠膏，灌肠，每日1次。

二、针刺治疗

针刺治疗肿瘤明显快于中药口服，不仅可以快速减轻症状，而且也可明显抑瘤消瘤，不可小视。

（一）肺癌

治则：健脾益肾补肺，化痰通络抗癌。

基本穴：太极六合针法选兑位、乾位、坤位、坎位，体针选太溪、太渊、公孙、曲池、天泽、尺泽、肺俞、心俞、膈俞、云门、中府、章门、京门、膻中、天突、巨阙穴及病灶体表对应部位火针围刺。

加减：胸闷胸痛，加阳陵泉下3寸、内关；痰中带血，孔最注射血凝酶；背痛，加后溪；食欲不振，在胃的四周芒针针刺；喘息，加内关、太冲、璇玑、期门、天突、巨阙；咽痒，从天荣进针向咽部针刺；咳嗽频频，加太冲、肺俞（刺血）、阴陵泉。

（二）乳腺癌

治则：疏肝健脾，化痰抗癌。

基本穴：太极六合针法选震位、巽位、坤位，体针选期门、乳根、天池、消块、膻中、天宗、太冲、阳池及肿物火针围刺等。

加减：乳房刺痛，加太渊、内关、外关、后溪；睡眠不佳，加神门、大陵、委阳穴下2寸。

（三）大肠癌

治则：健脾化痰，利湿抗癌。

基本穴：太极六合针法选乾位、艮位、坤位，体针选天枢、中脘、章门、痞根、下脘、大横、腹结、气海、中极、上巨虚、下巨虚、大肠俞、脾俞、胃俞，肿瘤四周体表对应部位芒针及火针围刺。

加减：肠鸣，加水分、水道、阴陵泉；便秘，加支沟、足三里、丰隆；腹泻，艾灸神阙；腹痛，加阴陵泉、内关、腹痛阿是穴。

（四）胃癌

治则：健脾和胃，通络化痰抗癌。

基本穴：太极六合针法选艮位、坤位、坎位、震位，体针选巨阙、上脘、中脘、下脘、章门、痞根、天枢、足三里、内关、脾俞、胃俞、肝俞、膈俞，肿瘤体表对应部位芒针及火针围刺。

加减：不能食，食后呕吐，加芒针在胃四周围刺、阴陵泉；贫血，加血海、气海；上腹胀满，艾灸中脘。

（五）肝癌

治则：养血舒肝，健脾抗癌。

基本穴：太极六合针法选坎位、震位、坤位、巽位，体针选期门、章门、肝俞、痞根、内关、脾俞、足三里，肝脏四周体表对应部位芒针及火针围刺。

加减：不能食，食后呕吐，加芒针在胃四周围刺、阴陵泉；血小板低，加脾俞、肝俞刺血拔罐；上腹胀满，艾灸中脘；黄疸，加中封；胁肋疼痛，加阳陵泉下3寸；肝性脑病，艾灸神阙、关元；腹泻，艾灸神阙、中极；腹水，针刺肝脏周围、中极、水分、石门、内关、三阴交、太冲、水道、归来、关元及脐四周各1寸、2寸、3寸处。

（六）胰腺癌

治则：温阳化湿，养肝抗癌。

基本穴：太极六合针法选震位、坤位、巽位、乾位，体针选章门、胰俞、痞根、内关、脾俞、足三里、气海、关元、天枢、水分，肿瘤四周体表对应部位芒针及火针围刺。

加减：不能食，食后呕吐，加芒针在胃四周围刺、阴陵泉；上腹胀满，艾灸中脘；胁肋疼痛，加阳陵泉下3寸或腰背部压痛点刺血拔罐；腹泻，艾灸神阙、中极；腹水，针刺肝脏及胰腺周围结节、中极、水分、石门、内关、三阴交、水道、归来、关元及脐四周1寸、2寸、3寸处。

（七）食管癌

治则：宽胸化痰降逆，润燥抗癌。

基本穴：太极六合针法选离位、坎位、坤位、乾位，体针选天突、璇玑、膻中、巨阙、上脘、中脘、下脘、内关、足三里、大椎、至阳、脊中、廉泉。

加减：胸骨后疼痛，加乳根、期门、内关；背部疼痛，压痛点、后溪；进食哽噎，加三对腺体、天突、膻中、巨阙及背部阳性结节（刺血拔罐）。

（八）脑胶质瘤

治则：化痰降逆清火，祛风抗癌。

基本穴：丰隆、太冲、合谷、百会、曲池、足三里、上星、攒竹、风池、风府、头维、阳池、大椎、中脘、天枢、肝俞、脾俞、肾俞、膈俞、膀胱俞等及病灶所循经络相关穴位（重在膀胱经、督脉和任脉）。

（九）骨肿瘤

治则：温肾散寒，化痰抗癌。

基本穴：太极六合针法选坎位、坤位、乾或艮位，体针选气海、关元、中脘、太渊、太溪、足三里及肿瘤四周火针围刺。

（十）妇科肿瘤

治则：温阳利湿，化瘀抗癌。

基本穴：气海、关元、中极、大巨、水道、归来、天枢、石门、三阴交、中脘、足三里、子宫，肿瘤四周芒针及火针围刺。

（十一）肾癌

治则：补肾利湿抗癌。

基本穴：太极六合针法选坎位、坤位、震位，体针选中脘、下脘、章门、痞根、足三里、天枢、水道、归来、中极、石门、横骨及肿瘤腰部对应部位芒针及火针围刺。

（十二）甲状腺癌

治则：理气化痰抗癌。

基本穴：支沟、丰隆、内关、消块穴（腋前纹头尖端）、颈浅穴（颈前甲状软骨上下，围颈有两条皮肤皱缝，每隔一两厘米施一针，这些位置称为颈浅穴）及颈部肿物围刺。

三、典型病例

案 1　输尿管癌术后复发中药外用验案

黄某，女，77 岁，北京人。

因"间断全程肉眼血尿 1 月余"在北京某三甲医院诊

断为"左输尿管中段癌可能",于2009年7月30日行"腹
腔镜左肾输尿管全长切除术",术后病理:输尿管下段乳
头状移行细胞癌G3(高级别),局部浸润肌层,肿瘤大小
2.0cm×1.5cm×0.6cm,PT2。2010年4月1日复查,泌尿
系CT增强示:腹主动脉左前方、十二指肠水平段下方及腹
主动脉左侧可见肿大淋巴结,大者约1.7cm×1.5cm。2010
年4月9日某军总医院PET-CT,检查号:2010年0374。
结果为:右肾门水平原左肾床后方腹膜及局部邻近腹壁部
位两个结节状高代谢肿瘤复发病灶;伴腰4椎体上缘水平
腹主动脉左前方高代谢淋巴结转移病灶。2010年4月26日
至2010年5月21日于某三甲医院行1个周期11次伽马刀
治疗。2010年7月27日CT加强:未见明显好转。转而寻
求中医药治疗,于2010年7月27日起服用中药,时见腰酸、
偶腹痛,舌暗,尺脉浮滑。

　　口服:土茯苓30g,蜈蚣3条,蝉蜕10g,熟地30g,
砂仁(后下)10g,山茱萸30g,山药20g,丹皮15g,泽泻
20g,生黄芪50g,肉桂(后下)10g,壁虎30g。水煎服,
每日1剂,配合阴证外用药物外敷神阙穴,未行其他特殊
治疗。

　　在外用过程中外敷药部位未见红疹,而在与神阙对应
的腰背部出现大片红疹。2010年10月22日我院腹部B超:

腹主动脉旁及其分支周围未见明显肿大淋巴结。于 2010 年 11 月 11 日在北京某三甲医院超声检查：腹腔大血管周围未见明显肿大淋巴结。2011 年 3 月 14 日于北京某三甲医院泌尿系三维重建 CT 增强，放射编号：A000350770，结果显示：左肾术后改变，对比 2010 年 4 月 1 日老片，左肾床背侧不规则软组织结节及腹主动脉旁肿大淋巴结消失，余大致同前。目前仍在治疗中。

案2　牙龈癌中药外敷治疗验案

童某，女，70 余岁，广东省珠海人。

因牙龈癌 5 个月，咨询上海多家医院无法手术，拒绝化放疗，找我诊治。时见右牙龈肿物大小约 10cm 左右，右面颊明显肿胀、局部红肿热痛，影响进食，我予升降散加减，配合阳证肿瘤外用药 20 天后，症状明显缓解，其子用皮尺环面颊量肿瘤大小，周径缩小 5cm。

按语：以上两例患者是中药外敷验案，中药外敷力大效宏，但外用时要注意瘤体不能破溃，瘤体在皮下不能太浅等。

案3　上皮样间质肉瘤刺血拔罐验案

陆某，男，38 岁，安徽合肥人。

患右上肢上皮样间质肉瘤，多次化疗无效，遂将右上肢及右肩胛骨切除，之后在肩部胸壁出现多发散在皮肤转移，大小如蚕豆，皮色红，用中药清热解毒散结抗癌无效，肿物继续增大且刺痛。据临床辨证，证属火热，让学生田桢等人予局部刺血拔罐、耳后静脉放血，第2天即出现肿物略有缩小，疼痛消失，10天后肿物缩小大半。

按语：锁骨上颈旁淋巴结不能缩小时，要注意给邪以出路，在角孙穴刺血，也会收到意想不到效果。

案4　火针配合化疗治疗晚期卵巢癌验案

黄某，女，69岁，北京市密云县人。

主诉：卵巢癌术后4年半，右腹肿物6个月。

2008年10月发现盆腔肿物，盆腔CT示：盆腔膀胱后上方囊实性肿瘤，约13.8cm×12.6cm；腹腔CT：脾周多个低密度灶，考虑包膜下多个结节，肠系膜增厚，位置较固定，结合盆腔CT，卵巢癌可能。在我院妇科行剖腹探查术，术中见：腹膜失去正常结构，巨大肿物与腹壁、腹膜、肠管紧密粘连，抽吸出褐色肿瘤腔内液体约1000mL，取肿瘤组织，冰冻病理：乳头状腺癌。免疫组化：ER（+），PR（-），HER-2（-），P53（-），Ki-67（>10%）。2008年12月在我科行TP方案化疗1个周期，因下肢静脉血栓不能口服激素换为NP方案3周期，盆腔肿物明显缩小。CA125从2160U/mL开始明显下降。2009年5月在密云县医院行肿瘤减灭术，病理同前，术后行NP方案化疗2个周期。2012

年 10 月患者自检发现右腹肿块，约鸡蛋大小，质韧，无触痛。2012 年 11 月盆腔超声示：右侧盆腔可见 9.88cm×10.0cm 偏囊性回声。腹部 B 超见：脾脏后方可见 11cm×7.5cm 不均匀回声团，上腹腔见 12.6cm×5.5cm×9.2cm 不均匀回声团，形态不规则。腹部增强 CT 示：腹腔内及脾脏转移灶可能性大，腹直肌受累，邻旁肠系膜受压，肝脏转移灶可能。2012 年 12 月始在我科行 NP 方案化疗 2 个周期，同时腹部肿物及脾周围行火针治疗（学生田叶红、易健敏操作）及中药治疗。2013 年 4 月 8 日患者腹部肿瘤已触摸不到，盆腔超声未见异常；腹部超声：脂肪肝，脾内可见囊实性包块，以实性为主，边界清楚，内部呈囊性回声，大小约 3.7cm×3.2cm，其周边可见血流信号。

按语：如此晚期卵巢癌，按常理来说没有治疗意义，腹壁肿物很难消失。该患者曾多次化疗，经济条件并不好，很难应用其他自费药物，反复应用 NP 方案结合火针治疗，疗效出乎所有人预料，可以说火针在治疗腹壁转移瘤且曾大网膜切除的疗效好。注意卵巢癌大网膜切除者慎用外用药物。

案 5　火针治疗晚期卵巢癌验案

王某，女，39 岁，香港人。

2013 年 5 月 23 日就诊，为卵巢癌术后，腹壁广泛转移、直肠阴道转移。腹壁肿物如巴掌大小，超声显示为13cm×15cm。小腹剧烈疼痛，每日口服奥施康定680mg，仍然止不住疼痛，彻夜失眠。我给予中药汤剂口服，学生易健敏、田叶红等给予腹壁肿物火针围刺，第1次火针后痛立减，1周后肿物明显缩小变软了，腹部明显平坦，体表皮尺测量大小缩小2.5cm，每周治疗1次，肿物都会缩小2cm左右。

按语：该晚期卵巢癌患者化疗已无效，已经束手待毙，而且大网膜已经切除，无法应用外用药物，遂应用火针治疗，效果非凡。

案6 针刺治疗肺癌左锁骨上淋巴结转移验案

王某，男，51岁，河南省郑州人。

为肺癌肺内纵隔腹腔锁骨上腹股沟淋巴结转移、肋骨及耻骨联合转移患者。就诊时胸闷气短，走路困难，动则喘甚，食欲极差，已经3个月进食很少，右下肢酸痛不适，往往在晚上3点到5点疼痛不适。

2013年5月8日入院：我在胃的四周芒针针刺，芒针扎入体内后询问是否有饥饿感，患者说有饥饿感了，马上让其子去买面包，20分钟后，起针，后进食面包。傍晚学生易建敏给予任督二脉、膀胱经疏解，肺部肿瘤背部对应部位毫针围刺。

5月9日，患者一下子感觉轻松了很多，胸不闷了，喘气通畅了，但觉得喉部有些痰，右下肢酸痛减轻。循肺与大肠经结节疏解。

5月10日，患者精神面貌焕然一新，没痰了，左锁骨上大淋巴结消失（以前经常照镜子都能看到），小的没变化，右下肢疼痛加重。

5月12日，右下肢疼痛减轻，已经可以自由屈伸，自元月8日严重咳嗽基本消失。

5月13日，后背酸痛明显减轻，稍微按摩一下就缓解了，以前按摩2小时也不缓解。

按语：该患者就诊时非常虚弱，进食很少，按理说肿瘤不进展就非常满足了，这时我们先用芒针沿胃部四周围刺，然后调理任督二脉和肺经穴位，2天后锁骨上2cm大小淋巴结竟不翼而飞，喘憋症状明显好转。

案7　针刺治疗乳腺癌验案

王某，女，60岁，北京人。左乳腺肿物8个多月，腰骶部疼痛5个多月。

2012年6月发现左乳外上象限肿物，米粒大小，质硬，活动度差，伴乳房疼痛。10月腰骶椎疼痛，活动后加重。12月31日在某肿瘤医院骨扫描：左肱骨、右肩胛骨、右第7肋、左前1肋、左前5肋、胸腰椎多节椎体、双侧髂骨放射性增高灶，考虑骨转移。左乳穿刺病理浸润性导管癌，2级。
2013年1月22日在我院行胸腰椎转移瘤减压术，椎弓根钉
内固定，腰椎椎体球囊扩张椎体成形术，行TA方案化疗1次。
就诊时左侧乳房、腹部间断性疼痛，腰骶椎、左侧大腿持
续性疼痛，间断性加重；卧床为主，下肢活动不利。

超声左乳外上象限可探及1.9cm×2.1cm×3.5cm实性肿
物，边界不整，凹凸不平，内部可见钙化灶，肿块内未见
明显血流信号。左腋窝下可见淋巴结，大小0.76cm×0.65cm，
肿瘤坚硬如石。

4月7日，学生易健敏开始在膻中、消块、肿物四周、
期门、乳根、肩平穴针刺。

4月8日，触摸肿瘤较前缩小，周边界限清，仍固定，
疼痛减轻。

4月9日，在膻中用浮针向肿瘤方向扫拨，期门、乳根
刺血拔罐，余同前。

4月10日，可见肿瘤缩小明显，肿瘤较前变软，疼痛
明显缓解。

4月11日，肿瘤继续迅速缩小，而且肿瘤整体较前变软，
如一块软肉，仍轻微疼痛。

后开始化疗，肿物继续缩小。

按语：针刺消瘤绝大多数首先是肿瘤变软，但大小变

化不大，也就是影像学 CT 值降低，可能针刺消瘤的机理是逆转癌细胞变成正常细胞；而西医化疗是促进肿瘤缩小，但硬度变化不大，这是针刺和化疗的区别。火针消瘤作用明显强于毫针、芒针等。

案 8　针刺治疗肺癌 2 例治疗实录

2013 年 3 月 25 日下午 2 点开始给林某、任某治疗。

任某为肺癌伴大量胸水、骨转移患者。在背部肿瘤对应点浅针围刺，后觉得背部围刺部位发热，之后出汗，然后沿背部膀胱经结节用小针刀从上往下刺，打通膀胱经；之后沿肺经、大肠经结节用小针刀刺；之后在胸骨任脉处用小针刀刺，且重刺膻中穴，沿第 4、5 肋间隙向肋缘刺。刺后患者觉得非常舒服轻松。

林某是肺癌肺内转移、锁骨上淋巴结转移，纵隔、腹腔及腹股沟淋巴结转移。先在后背肿物体表对应部位浅针围刺，之后在膀胱经由上向下用小针刀刺，再在肺经、大肠经结节部位用小针刀刺（患者许多结节压痛点明显），重点在缺盆、中府、云门（压痛明显而且锁骨上肿物）用小针刀针刺。患者剑突下三角区凉，与其他部位温度不一致，而且手术后肋外翻，肋外翻成条索状，遂在条索部位用小针刀刺，在胸骨找结节用小针刀刺。重点在锁骨上淋巴结处周围用小针刀刺、浮针治疗。肿物约 1.2cm，圆形如棋子，肿物逐渐缩小变软，然后变成条索状，前后不到1小时，肿物缩小至0.5cm大小。

3月26日，任某上身从未有过的轻松，下身没变化。

早晨8点林某锁骨上肿物缩小，但是出现右臀部不适疼痛，上身非常舒服，到中午右下肢不适感消失。

4月2日，任某右侧髂骨处有疼痛点，影响走路，昨日刺血拔罐后患者一下子不痛了，走路能跟上儿媳了。

林某上周末未做治疗，腋下淋巴结没太大变化，周一学生们在其后背刮痧刺血拔罐，一早摸腋下淋巴结变小了，上午8点10分给我发短信（我在门诊）"黄大夫：向您汇报战果，腋下淋巴结又小了，全身治疗有效，太感谢您了。"看来患者经络打通了。

4月3日，今天在患者背部埋线治疗。

任某右下肢活动轻松了，可以轻松上下楼了。

林某发现腹股沟淋巴结缩小；锁骨上淋巴结如不仔细摸已经查不到了，就剩下2张皮了。

4月7日，任某出院，已经埋线，要等一段时间观察疗效。

林某一大早就来汇报，说这几天没针刺淋巴结就没动静，今天出院要求在附近包一间宾馆学生，来给她针刺。

4月8日，昨晚学生易健敏给林某在宾馆治疗1次，今早7点31分发短信"黄大夫：锁骨淋巴结已不易摸到，小易形容好像是摸到了一小片瘀堵的浓痰。腹股沟淋巴结略小，腋下淋巴结无变化。现在感冒了，浑身无力。"

4月9日，林某短信告知"黄大夫：今天无明显变化，感冒还真是导致免疫力下降。风寒感冒时候能艾灸神阙、关元吗？"。

昨日任某来换贴膜，精神状态非常好，自己来的，埋线后没有不适，自述胃口比以前好，而且睡眠比以前好。

4月10日，林某短信告知"黄大夫：锁骨淋巴结略小，其他无变化。经过艾灸和背部刮痧感冒基本好了，只是人很疲倦。"

4月11日，林某短信告知"黄大夫：好消息，我和小易都摸不到锁骨淋巴结了，其他无变化，谢谢您。"

4月14日，林某短信告知"腹股沟淋巴略小，其他无变化。"

4月19日，林某"3月20日CEA是402，4月16日降至280，彩超显示锁骨淋巴缩小至0.8cm×0.7cm，昨天腹部扎了小乌龟（腹针疗法），当时感觉腹部有气串着疼，针刺天突，今早吐了两小口白黏痰，右肺上叶喘气疼痛，现在还没好。"

6月2日，任某病灶稳定，体质明显好转。林某CEA继续缩小，至160，纵隔淋巴结缩小，而且肺部肿物略有缩小。

按语：为了便于对比，我们征求了两人意见，一人化疗配合针刺，一人单纯针刺，治疗月余，两人均取得满意疗效。

案9　火针治疗右下肢血管上皮样肉瘤验案

张某，女，71岁，北京人。

原发于右侧股骨头血管上皮样肉瘤，曾手术，术后不能自由行走。术后不久出现股骨外侧皮下转移瘤，鸡蛋大小的肿物突出于皮面，伴有剧烈的疼痛，而且肿瘤增长迅速，经人介绍来到了我科。

血管上皮样肉瘤是一个非常罕见的疾病，无论是国内或国外文献，都少得可怜，几乎都是以个案形式报告出来的，或是散见于一些书中病理生理部分，具体的治疗原则、治疗方法、治疗药物等都少有提及。总体来说，血管上皮样肉瘤对放疗比较敏感，但因为患者上次手术时股骨头植入金属钢板无法行放疗，化疗疗效不确定。

患者转移灶疼痛，即使衣服触及也疼痛难忍，患者极度消瘦虚弱，无法化疗。考虑患者的肿物，皮温较低，皮色不变，疼痛严重，生长部位偏于人体的下部，其中肯定有寒瘀。用什么样的办法祛寒化瘀呢？火能散寒，针刺能通络祛瘀，二者若结合起来——火针，我马上让学生田叶红用火针围刺抗癌。

一天后患者述说疼痛减轻，拿皮尺量了一下，肿物从原来的 13cm 缩减至 9cm。之后又给患者扎火针，每次治疗后肿物都会有所减少，病情稳定后出院回家调养。后来患者贫血在其他医院输红细胞悬液，肿物也没有增大。（肿瘤患者输血一定慎重，若不配合化疗，一般会引发肿瘤的迅速生长，尤其是像上皮样血管肉瘤这样恶性度极高的肿瘤。这个病人很特殊做过火针治疗的肿瘤居然没长）

按语：中医外治肿瘤效果满意，以针刺尤其火针起效最快，针刺消瘤并不是"一针疗法"，要仔细辨证，认真选穴才会有好的疗效。

案 10　刺血拔罐治疗直肠癌肺转移验案

宋某，女，29 岁，直肠癌肺转移，山东人。

住院时就喘，三凹征很明显，胸部 CT 提示，左肺可见约 3.5cm 肿物，右肺实变，喘定、氨茶碱其主管医生用后无效，每晚叫醒值班医生数次，会诊医生直摇头，治疗患者的喘成了科里大难题。

某日我们值班，学生刘为易遂在其背部相关腧穴刺血拔罐，20 分钟后喘憋明显缓解了，之后我们值班都给她刺血拔罐，喘憋都有缓解，因为身体弱，患者未能接受放化疗，只接受营养支持治疗，1 个月后复查胸部 CT，左肺肿物明显缩小。

按语：针对如此病重又不是自己主管的患者，刺血拔罐迅速缓解其症状是第一要义。同样刺血拔罐对于实证患者消瘤效果也很明显。

案 11　火针配合中药口服肝癌肿物消失验案

黄某，女，50 岁，肝癌肺转移，广西人。

于 2013 年 7 月下旬就诊，为弥漫性肝癌肺癌转移患者。就诊时肝功能所有指标异常，AFP 为 7430ng/L，经肝四周火针围刺及口服中药，8 月 2 日检查 AFP 降至 1210ng/L，肝功能恢复正常。9 月 9 日超声检查，肝脏所有肿瘤已经消失，只留下一个 0.9cm 的结节，结节内没有血流通过。

第二节　骨转移肿瘤（附淋巴转移肿瘤）

我在临床中体会到中医药治疗骨转移疼痛有一定疗效，不仅可以迅速控制疼痛，而且可促进骨质修复，后者是现代医学难以做到的。我将自己的个人经验介绍给大家。

一、中药治疗

中药土鳖虫、金钱白花蛇、斑蝥等药治疗骨转移癌有效，同时可促进骨质修复。

（一）中药外敷

一般可用肿瘤外治方中阴证治方去川椒目加乳香、没药，水煎熬稠膏外敷疼痛处。如敷后疼痛未缓解，原方加红花、乳香、没药、桃仁、水蛭、鼠妇、徐长卿等；如敷后皮肤潮红疼痛，原方去川乌、草乌、川椒目，加夏枯草、乳香、没药、蚤休、马齿苋、熊胆粉等。中药外治疼痛起效慢，疗效较好，但外用药副反应较大。学生赵伟鹏应用酒浸曼陀罗花外喷治疗癌性疼痛效果较好。

（二）中药搐鼻

可将细辛、蜈蚣研细末，调成 pH 值为 7.4，痛时喷鼻，缓解疼痛迅速，往往不到 1 分钟起效，但止痛作用较弱。应该说中药止痛起效最快的方法是搐鼻。

二、针灸治疗

（一）针刺

可针刺阿是穴或循经取穴，部分患者有一定疗效，但疗效不及刺血拔罐。

（二）刺血拔罐

骨转移所致的疼痛，我在临床认为最好用的还是疼痛点刺血拔罐，中医理论认为"不通则痛"，通过找压痛点及周围皮下结节，刺血拔罐，散热活血通络，类同于双磷酸盐类的治疗机理，往往血出痛减，起效快、止痛作用强。临床止痛效果可谓立竿见影。

（三）浮针

可在疼痛周围行扇状皮下针刺，也有较好的止痛作用。

三、典型病例

顽固性骨转移疼痛刺血拔罐验案

朱某，男，56岁，干部。

2007年8月体检发现左肺外带下野部占位，手术病理示高中分化腺癌，行放疗1个周期，化疗2个周期，半年后出现双肺内多发转移结节，多发肝转移，继行化疗5个周期，后口服易瑞沙治疗，两月后出现骨转移，改用培美曲塞、紫杉醇，治疗无效。2009年1月3日来我科住院治疗，影像学检查同前所述，CEA 56.03 μg/L。症状见面色晦暗，乏力，气短，咳嗽，咯白痰，量不多，左髂骨疼痛，行走困难，影响睡眠，服盐酸羟考酮控释片10mg，12小时静滴1次后NRS评分7分，眠差，纳可，二便调，舌体胖大有齿痕、色暗，舌苔薄暗，脉沉细。给予一般免疫支持治疗，行伊利替康＋顺铂方案化疗；对症止痛治疗，按照《NCCN癌痛指南》进行滴定，加用布洛芬缓释胶囊，给予氨酚羟考酮片治疗爆发痛，加至 60mg，12 小时静滴 1 次，6 小时内仍有爆发痛 3 次，再加量时患者拒绝。自述加量前后疼痛控制未觉明显变化，而便秘加重，请放疗科会诊，行半量放疗。放疗 3 天后疼痛稍有缓解，继续放疗时疼痛反而加重，至 13 次时患者出现超敏性疼痛无法继续放疗，无奈之下选用针灸疗法。

具体方法：选择压痛点围刺，行泻法，15 分钟后起针，学生杨静用小号三棱针散刺放血后留火罐，坐罐 10 分钟后起罐，出血约 30mL，色黑成块，患者顿觉疼痛大减，给予艾灸 30 分钟后再次拔罐，出血 20mL，色黑，再次艾灸 30 分钟。

患者上午八点按原量服止痛药，治疗在上午十点开始，治疗后 NRS 评分一直在 3 分以下，晚八点患者仍按原量服止痛药，至第二天早八点患者未出现爆发痛，继续针灸治疗两天未见爆发痛，患者可以下地活动，随访 2 个月未见加重。以此方法治疗骨转移疼痛数例，均效果理想。

按语：以上几种方法治疗骨转移疼痛都有效果，以刺血拔罐效果最明显。我认为骨转移灶溶骨性破坏为阴虚血热，刺血拔罐最好；成骨性破坏为阳虚寒聚，中药外敷和火针效果好一些，汤药以独活寄生汤加减。骨转移癌的部位不宜按摩，否则容易造成骨折，切记！

附：淋巴转移癌治疗

相对骨转移癌治疗，淋巴转移癌治疗手段少，且有效方法更少，西医主要是放疗、微创治疗、部分化疗药物（如健择、阿霉素、培美曲塞、伊立替康）等。中医学认为恶性淋巴瘤或转移癌是痰湿，或夹风，或夹热，化痰祛湿是其主要治法。中药治疗淋巴转移癌效果比西医要好，应用我的肿瘤外用方阴证方外敷或小金丸水调外敷即可取得较好疗效；转移灶局部刺血拔罐艾灸取效较快；中药蟾皮、壁虎、蜈蚣、猫爪草等对淋巴转移瘤有较好的疗效。

病案举例

宁某，女，51岁，北京人。

为低分化胃腺癌患者，病变范围很广，皮革胃，行胃全切手术，同时部分脾切除，淋巴结转移23/28，由于分期晚，再加上恶性度高，术后辅助化疗刚结束就发现骨转移。尽管用了双磷酸类药治疗骨转移，同时配合了化疗，但病情进展得很快。不久左侧颈部出现了一个皮下结节，做了B超，考虑转移瘤。患者及家属不愿意再手术切除。遂用小金丸水调外敷在转移灶处，每日1次，每次尽量保持在10小时以上。

1周后肿物明显缩小了1cm，而且明显变软了。

两周后肿物缩小到用手摸不到了。

按语：对于浅表淋巴结转移，火针围刺、外用药都有很好效果，如若肿瘤不缩小，可在耳尖角孙穴刺血后再在病变部位行火针、中药外敷，瘤体会继续缩小，如此是给邪以出路。

第三节 恶性积液

恶性积液包括恶性胸腹水、恶性心包积液、恶性脑积液等，对于血性胸腹水血凝酶有一定疗效，但对于乳糜胸腹水中西医皆没有好的方法。对于恶性积液，传统医学古今医家演变出许多治法，或从肺治，或从脾治，或从肾治，或从心治，或从肝治，后学难寻其宗，殊不知《黄帝内经》指出"诸病水液，澄澈清冷，皆属于寒""诸转反戾，水液浑浊，皆属于热"，我将绝大多数恶性积液辨为寒证，见淡黄色恶性积液皆可以从寒治疗，内服中药、外用针刺艾灸治疗恶性积液效果非常满意。但出现乳糜胸腹水中医效果不理想。

一、中药外敷

一般可用肿瘤外治方阴证治方加龙葵，水煎熬稠膏外敷胸腹水处，有一定疗效。中药外敷疗效远不及针刺效果快。

二、针灸治疗

（一）针刺

胸水针刺云门、期门、章门、京门，温针刺关元、中极、归来、水道。

腹水针刺内关、水分、中脘、天枢、脐旁3寸、气海、关元、中极、归来、水道、石门、阴陵泉、三阴交、阳池。根据腹水原发灶、病因加相关穴位，如肝癌腹水加内关、三阴交、血海；肠癌、卵巢癌加气海、关元；气滞加内关、太冲；血瘀加三阴交、血海。

（二）艾灸

心包积液坚持艾灸虚里，每天1次，每次1小时，对中少量心包积液有很好疗效。

（三）药灸

脑积液采用药灸百会，腹水药灸神阙，每日1次，每次1小时，效果满意。

药物组成：细辛、川椒目、桂枝、生黄芪、龙葵、醋甘遂，研成细粉。

深度思考：为什么心包积液、胸水长在一个封闭的腔内（心包内、胸膜的脏层壁层内），而腹水和脑积液与腹腔内器官、脑组织紧密相围？为什么腹水消失后还容易反复，胸水却不容易反复？这是很多人没有考虑过的问题。其实说来很简单：腹水、脑积液与湿气密切相关，湿邪黏腻、弥漫、下趋，故而与周围组织相连，而胸水、心包积液是水饮上凌某一部位所致，水饮通过温阳化水就很容易消失。所以治疗胸水和腹水的药物、针刺穴位不同，治疗腹水要注意健脾理气化湿，治疗胸水要温肾化气。

要是痰湿伤肺往往表现为肺间质性病变、肺气肿、放射型肺炎等，我认为这是痰湿长期浸润肺泡导致肺泡弹性减弱出现的喘憋，这时要注意选天突、巨阙、膻中、痰喘、中府、太冲、太溪、太渊、阳池、内关、曲泽、尺泽、气海、关元、石门等穴补肾益肺化痰；要是水饮凌肺则表现肺水肿。

水饮在腹部可表现为单纯局部水肿，如肝周腹水、脾周腹水；如在肠道表现为水泻或水热互结的大小便不通。从这里可以看出水和湿邪致病的区别。

《针灸甲乙经·水肤胀鼓胀肠覃石瘕第四》谈到："腹胀、鼓胀可刺耶？曰：先刺其腹之血络，后调其经，亦刺去其血脉。""水肿，人中尽满，唇反则死，水沟主之。水肿，大脐平，灸脐中，无理不治。水肿，水气行皮中，阴交主之。水肿腹大，水胀，水气行皮中，石门主之。石水，痛引胁下胀，头眩痛，身尽热，关元主之。振寒，大腹石水，四满主之。石水，刺气冲。石水，章门及然谷主之。石水，天泉主之。腹中气盛，腹胀逆（《千金》作'水胀逆'）不得卧，阴陵泉主之。水肿留饮，胸胁支满，刺陷谷，出血立已。水肿胀，皮肿，三里主之。胞中有大疝瘕积聚，与阴相引而痛，苦涌泄上下出，补尺泽、太溪，手阳明寸口皆补之。"可供参考。

三、典型病例

案1　药灸神阙治疗大量腹水验案

张某，女，70岁，北京人。

为卵巢癌肝转移合并大量腹水，2001年8月6日住进我院妇科，化疗配合腹腔注射顺铂，腹水不减反增，饮食不进，卧床，10月27日转入我科。来时小便量少，腹围108cm。

用黄芪、细辛、川椒目、龙葵、桂枝、甘遂等研细末，取适量敷脐，再用艾灸，每日1次，每次2小时。

治疗当日患者小便量明显增加、有食欲，5天后腹水消失，腹围为90cm。患者因广泛转移于2006年11月去世，但一直未出现腹水。

案2　针刺治疗结肠癌大量腹水验案

李某，女，69岁，北京人。

患结肠癌术后，肝转移，出现大量腹水，小便少，每日仅 200mL，不敢饮水，查白蛋白在正常范围，应用利尿药物小便仍少，查腹水超声提示腹水 12cm，学生王泽英在阳池、石门、水道、归来、中极、气海、关元、内关、阴陵泉、三阴交等穴，芒针针刺，中午 2 时施针，下午 3 时小便开始增多，到下午 5 时小便量约 2000mL，腹部膨隆变的平坦，食欲大增，之后每日针刺，5 天后腹水消失。

案3　针刺治疗乳腺癌腹腔转移腹胀验案

徐某，女，49 岁，北京市人。

为乳腺癌腹腔淋巴结转移，出现大量腹水，胀闷难忍，不能进食，每天默默无神地望着天花板。某日我们值班，诉说想吃蛋羹，我们买来蛋羹她又没了兴趣，遂派学生赵伟鹏、易健敏在公孙、然谷、太白等穴怒张血管处刺血，血出腹部胀满马上缓解，食欲大增。

案4　药灸神阙治疗原发性肝癌合并黄疸、门静脉癌栓、腹水验案

马某，男性，50 岁，河北省唐县人，病例号 1075378。

主因"腹胀双下肢浮肿 15 天"于 2001 年 2 月 25 日收住院。患者 15 天前无明显诱因出现进食胃脘胀痛、腹胀、双下肢浮肿，未引起重视，继而尿黄、目睛黄染而就诊。入院时见腹胀、双下肢浮肿、黄疸、疲乏、纳少、口干、

胁痛，舌暗红，苔黄，脉细滑，查全身肌肤及巩膜黄染，面部满布蜘蛛痣，肝大，于锁骨中线肋下5cm可及，中等硬度，无结节，触痛，蛙状腹，移动性浊音，腹围106cm（＋）。腹部CT示：1.肝左右叶大片轻度不均匀强化灶，门脉期消退，考虑为肝癌；2.门静脉癌栓形成，大小约3.0cm×2.0cm；3.脾大，腹水。腹部超声：下腹部探及大片液体，最大厚度8cm，有肠管漂浮。AFP 257ng/mL。此为肝癌晚期，证属肝阴不足、血瘀水停，治当养阴活血、温阳利水。

药用：大生地15g，北沙参15g，山茱萸15g，莪术10g，凌霄花12g，川椒目12g，当归10g，生黄芪40g，桂枝10g，郁金10g，龟甲15g，大腹皮10g，茯苓皮15g，茵陈15g，炒栀子10g，龙葵20g。配合应用艾迪注射液、金龙胶囊、华蟾素片，并予细辛3g，川椒目10g，龙葵10g，桂枝10g，黄芪10g研细末，取3g敷脐部，艾灸脐部药粉。

7日后腹水明显减少，黄疸渐退，胁痛、胃脘胀痛消失，饮食明显好转，但见午后低热。

口服方加银柴胡10g，青蒿10g，知母10g，丹皮10g后热退。

经40天治疗诸症消失，体重增加，腹围89cm，移动性浊音（－），肝于锁骨中线肋下2cm可及。

腹部增强CT示：1.肝脏在动静脉期不均匀强化，考虑弥漫性肝癌可能；2.脾大，少量腹水。

6月6日腹部B超示：1.肝内回声不均匀，肝大，早期肝硬化表现；2.脾大，少量腹水。AFP29ng/mL。

6月20日腹部增强CT示：1.脾大；2.肝损伤。与老片比较，低密度病灶消失，考虑脂肪肝。

8月初已重新恢复正常工作。12月2日腹部CT未见异常。至今随访无病健在。

按语：肿瘤引起的腹水很难治，教材中的十枣汤、疏凿饮子效果均不好，甘遂、芫花鲜有疗效。按照历代医家从肝、肺、脾、肾、心五脏调理治疗腹水，在临床往往无所适从，晚期肿瘤患者往往出现大量腹水，形体羸瘦，食水难进，更别说吃药了。如何找出一条治疗腹水的捷径是摆在中西医肿瘤工作者面前亟待解决的问题。

为此我研读《黄帝内经》，读至"病机十九条""诸病水液，澄澈清冷，皆属于寒"时，想到胸腹水多为淡黄色，澄澈透亮，原来属寒属阴，应从寒从阴论治。中医认为阴阳互根互生，以阳为主，阳主运、主化，阳主阴从，认为离空高照，阴霾自散，治疗阴寒之邪，必须急补阳气。

我开始从阴寒治疗腹水，用细辛、川椒目、桂枝、生黄芪、龙葵、甘遂，研成细粉，取适量，敷脐，用艾条灸治脐中药粉，每日1次，每次2小时，往往第1次灸治2小时后起效，第 2 天后食欲增加，精神好转。本方温阳益气利水，故曰离照散。

为什么选用脐部？现代科技证实神阙穴是长寿大穴，能显著提高免疫功能，是生命能量聚集地，可迅速恢复身体。中医学认为神阙位居任脉，与五脏六腑密切联系，此穴有调理冲任、温补下元；通调三焦、利水消肿；健脾和胃、升清降浊的功效。而且脐部是腹壁最后闭合处，表皮角质层最薄，脂肪组织缺如，除局部微循环外，脐下腹膜丰富的静脉网、腹下动脉分支。脐部是一凹陷隐窝，乃天然药穴，最适宜置药，药物通过脐中皮肤的渗透和吸收，输布全身，从而发挥治疗作用。脐窝内温度为 35℃ ±0.8℃，比其他部位皮肤高出 2℃ 左右，比较恒定，神阙穴位给药生物利用度是前臂给药的 1~6 倍，渗透力强，渗透性快，易于药物穿透和弥散，有效提高了药物的吸收有效率；经脐给药不经胃肠道吸收，可避免药物对消化道刺激及肝脏代谢对药物成分的破坏，能更好地发挥疗效。

治疗恶性腹水学生王泽英首先针刺治疗，效果很好，她选用的心经、脾经、胃经、任脉与三焦经的穴位，重在健脾温阳理气化湿。

药灸神阙和针刺治疗腹水有何区别？我认为药灸神阙对肠癌、卵巢癌的等寒邪引起的肿瘤腹水效果好；针刺对于肝胆肿瘤热性腹水效果好。可先针刺调理气血,然后药灸治疗腹水;也可两者联合应用。

腹水并不可怕,可怕的是腹水引起的腹胀难忍。学生寇琦首先在足部脾经相关穴位上点刺放血,效果很好。我思忖"大腹属脾",腹部疾患可在脾经有反应,腹水含湿邪,在脾经的足部脉络处刺血,故能迅速缓解腹胀。临床上卵巢癌在然谷周围有红色脉络出现,也为"大腹属脾"的表现。治疗腹水腹胀还可以在腹壁怒张血管处点刺放血,效果也很好。

恶性脑积液有时用脱水、利尿、激素治疗无效,将离照散药粉和蜜后涂在百会穴,再用艾条灸治药粉,每次1小时,疗效非凡,可很快消除脑水肿,后面有病例记载。

案5 针刺治疗原发性肺癌大量胸水验案

马某,男,66岁,山西省大同人。

主诉:右肺肿物切除术后34个月,右胸疼痛伴胸水1年余。

现病史:2010年6月体检发现右肺肿物,腹部头颅CT、全身骨扫描未见转移,肿瘤标记物正常,于某医院手术。术后病理:右上肺中分化腺癌,肿瘤大小2.5cm×2cm×2cm,癌组织未侵及胸膜及支气管,支气管断端未见癌,肺门淋巴结未见转移癌(0/11)。免疫组化:HER-1(+),HER-2(灶块+),P53(+<5%),P170(-),Ki67(+<10%),VEGF(++),Top-Ⅱα(-),P16(-)。术后

分期 pT1N0M0，ⅠA 期。术后未行放化疗，2011 年 3 月 CEA、CA19-9 升高，4 月 PET-CT 示：右肺术后改变，右肺中叶条索状影，代谢轻度增高，考虑炎性病变。2011 年 4~5 月在当地医院行多西他赛 + 顺铂化疗 2 周期，化疗期间肿瘤标记物持续升高，患者拒绝进一步化疗。2012 年 3 月出现右胸痛，胸部 CT 示右侧胸腔积液，给予顺铂腔内注射，长春瑞滨单药化疗 1 周期。之后多次化疗，胸水未见减少，曾胸水引流注射药物引起包裹性积液，胸腔积液分隔。

4 月 8 日胸水超声示最大液平面 11.8cm。

学生田叶红遂在云门、期门、章门、京门刺血，胸闷好转，但胸水未见减少。

4 月 10 日在原部位刺血基础上，同时加用温针关元、中极、水道、归来、地机、阳陵泉等穴位，在针刺同时患者小便便意明显，起针后马上小便，便出约 500mL，不到半小时又尿出约 300mL。第二天查房时患者自述小便尿量明显增多，比平时多出 1/2 到 2/3。

4 月 11 日下午胸水超声提示胸水为 9.1cm，一下子消失 2.7cm，而且分隔的包裹性积液竟然也消退。

案 6　针灸治疗子宫内膜癌合并胸腹水验案（本病例是经过邮箱联系指导治疗后起效的如实记录）

2013 年 5 月 7 日问：黄主任你好，帮帮我，我父亲因胃癌去世不到 3 年，今年我母亲 68 岁，3 月 16 号子宫内膜癌手术行子宫及双侧附件全切＋部分结肠切除术和乙状结肠造瘘术，病理报告说是低分化腺癌和转移性腺癌。现在身体弱，恶病质，术后恢复差，4 月 21 号，因腹痛呕吐检查，出现肝前腹水 9cm，腹腔多处出现不规则圆形，肠多处压迫性狭窄。4 月 22 号用顺铂＋阿霉素＋紫杉醇＋艾迪＋苦参化疗 1 个疗程，化疗后出现肾功能不全，不适宜再做化疗。现在双脚有水肿，双手有轻微水肿，腹腔发热，呕吐，纳差，精神萎靡，我用实脾散煎服，可是要呕吐，请帮帮我，下步如何治疗，我不想这么快就失去双亲。现在每天吃一片甲地孕酮，听说康赛迪和西黄丸都能治疗，可以吃吗？急盼回音。

答：试试越婢汤。

5 月 8 日问：万分感谢，你在百忙之中给回信，我用你的艾灸治腹水，有效果，但用你的吃的香、吃得多的方，一次喝很少，等一会又出现呕吐，是什么原因，坚持服用还是换药？

答：少量喝，每剂药分 2 天服用。

5 月 9 日问：黄主任，你好，用艾灸使我母亲感到肚子平了也能翻身舒服了，但还有少量胸水，吃不下饭可能还和胸水有关，我准备请医生用你的针灸方法消胸水，可以吗？

答：可以针刺消水。

5月10日问：黄主任，再次感谢，我昨天用你的针刺8个穴位消水，效果真好，昨天下午6点行针，到9点左右，便出很多黑色糊状大便，晚上12点就要求吃饭了，到今天中午就能吃汤面了，1天没有吐了，说明天还要吃西瓜和馄饨。病人7天没有下床，1个月没主动要东西吃，今天要求搀扶着下床，这让我和病人都看到希望了，太感谢了！！！

5月10日：黄主任，你好，现在我母亲大小便正常，吃饭也慢慢恢复了，我母亲让我再次感谢你。

5月11日：黄主任，我母亲行了3天针，效果很不错。

按语：在《黄金昶中医肿瘤辨治十讲》《黄金昶肿瘤专科20年心得》出版后，受到广泛好评，然有读者指出：治疗腹水、脑积液、心包积液都用艾灸，为何治疗胸腔积液没有艾灸资料。我治疗胸水用肿瘤外用方多数有效，可是肿瘤外用方的副作用影响了部分患者临床使用。针对这个问题，我绞尽脑汁思考和不断询问其他中医对胸腔积液的认识，但没有得到一丝丝线索，我的性格告诉我不能放弃，终于在1个月后灵光闪现，针灸治疗胸腔积液的思路一下子想通了，疗效立竿见影。

对于胸腔积液，我曾思考过为什么会出现？出现胸腔积液和哪个脏腑有关？没有胸膜病变为什么会出现胸水？腹腔手术为什么腹腔没积液而胸腔出现积液？胸水为什么古人叫悬饮，悬饮给我们什么提示？治疗水肿腰以上可汗，腰以下利小便，那么治疗胸腔积液是发汗还是利小便？胸水是表证还是里证，还是半表半里？十枣汤治疗胸水效果不好为什么？十枣汤治疗胸水给我们提供了什么思维？……为什么？为什么？这些问题一直萦绕我的心头，百思不得其解！我还从胸水想到堰塞湖……

　　悬饮就是堰塞湖，那么堰塞湖中的水如何消失呢？日晒、把山推掉……我看着针灸挂图寻找答案，胸水属阴，要在阴经上寻答案，云门、期门、章门、京门……哎，胸壁上怎么会有这么多门？这门是干什么用的，难道是放水用的？针灸每个穴位的名称都有来源和说法，云门肺经募穴，云古为"雲"，从"雨"，位在最上，是水化为"雲"之义。期门：期，期望、约会之意；门，出入的门户。期门之意指天之中部的水湿之气由此输入肝经。此穴为肝经的最上一穴，由于下部的章门穴无物外传而使本穴处于气血物质的空虚状态。但是，本穴又因其位处于人体前正中线及侧正中线的中间位置，既不阴又不阳、既不高亦不低，因而既无热气在此冷降也无经水在此停住，所以，期门作为肝经募穴，尽管其穴内气血空虚，但却募集不到气血物质，唯有期望等待，故名期门。章门，章犹障，章门为天部的脾土尘埃归降之处，故为脾经募穴；有胆经辄筋穴冷降而至的水湿之气，故为足厥阴少阳之会；系足太阴、厥阴，阴维之会。京门，属足少阳胆经，肾之募穴，肾气很容易在这里会聚；京，甲骨文像有塔楼的建筑，造字本义：古代筑在都邑城关、用于瞭望预警的高耸亭台。《说文解字》：京，人工筑成的绝高土台；可以理解为京是造成胸水的堰塞湖的山丘，京门是可将堰塞湖中胸水引流的门。从理论上推测这四个门囊括了肺、肝、脾、肾等影响水液代谢的四个脏器，云门可将水化为"雲"散掉，期门调肝顺气引水正常运行，章门健脾治水除去障碍，京门是聚肾气引水下行的门。通过治疗这四个穴胸闷症状可迅速缓解，但是胸水消退不明显。

这是为何？是因为这是局部治疗，未考虑全局。全局是什么？全局是肾主水，水的全身代谢是靠肾的气化作用来实现的，要想彻底治愈胸水必须温化元气来考虑。温补元气用温针刺关元、中极、归来、水道等穴位。关元为元气所居之所，可温补五脏六腑，使水液代谢正常。水道是经水由本穴循胃经向下部经脉传输，为胃经水液通行的道路，将胃肠水湿向下传输。归来穴是足阳明胃经下腹部的经穴，"归"还也，"来"返也，有恢复和复原之意，刺此穴可使气血旺盛，使病复原而愈。《会元针灸学》说：
"归者，轨道；来，去而复来，男子妇人胃气归原，谷化
阴精，精化阳气，气和化质，质和精血，如归去而又复来，
故名归来也。"中极为膀胱募穴，曲骨穴传来的阴湿水气，
上升至中极时已达到其所能上升的最高点，故名。它是任
脉足三阴经之会，本穴物质不光为任脉的天部水湿，还有
足三阴经循行至此的水湿，有很强的利尿作用。

如此上下同治，胸水很快消退。

从以上两个病例可以看出胸水的消退可从小便也可从
大便排出，也曾见过患者针刺时大汗淋漓的，胸水从汗液
排出。

案7　中药外敷治疗胸膜鳞癌合并大量胸水验案

赵某，女，54 岁，北京人。

该患者为胸膜癌，曾行手术治疗，术后病理：II 型恶
性胸膜鳞癌，2012 年 9 月 18 日为行中药调理来诊。就诊时
发现双肺多发转移，胸腔积液，右多发胸膜结节样增厚。
一般情况较差，面色晦暗，目光少神，语声低微，活动受
限，全身乏力，胸痛明显，胸闷，纳差，小便正常，大便
略干。脉关尺弦略滑，舌暗红，苔白。遂用外用阴证方加
龙葵 90g，乳香 90g，没药 90g，以抑瘤消水。肺癌基本方
[煅海浮石 50g，白英 20g，百合 30g，知母 20g，砂仁（后

下）10g，干姜 10g，熟地 30g，生黄芪 50g，焦山楂 30g，当归 20g，升麻 3g，地龙 10g，山茱萸 30g，壁虎（打）30g，蜈蚣 3 条，红豆杉 6g] 去焦山楂，加焦神曲 30g，鸡内金 10g，桑皮 15g，葶苈子 30g，红枣 10g，瓜蒌皮 15g。配合复方斑蝥胶囊、乌苯美司胶囊。

2012 年 10 月 9 日复诊，患者胸痛、胸闷较前明显缓解，乏力也改善，另诉干咳，咽时痛，眼花。脉滑，舌暗苔薄。效不更方，在前方的基础上，去瓜蒌皮，加黛蛤散（冲服）6g，锦灯笼 10g，珍珠母（先下）30g。

2012 年 10 月 11 日复诊，患者诸症好转，精力充沛，俨然换了一个人，跟首诊时状态完全不一样。因天气转凉，不慎着凉，现流黄涕，脉滑躁，舌红苔薄。前方去珍珠母、锦灯笼，加炒黄芩 10g，苏叶 10g。

2012 年 11 月 13 日复诊，患者略感乏力，流涕症状完全缓解，脉滑，舌暗，苔薄。9 月 18 日方去瓜蒌皮，壁虎（打）10g，加柴胡 10g，炒黄芩 10g。

2012 年 11 月 27 日复诊，患者脉左关小硬，舌暗苔薄，上方去柴胡、黄芩，加川椒目 10g。

2012 年 12 月 1 日复诊，复查胸部 CT 示：肺部结节较前减少，胸水明显减少，仅偶有前胸刺痛感，脉小滑，舌暗紫，苔腻。前方加红花 10g，瓜蒌皮 15g。

2013年1月8日复诊，患者自己抱着锦旗来到诊室，家属非常高兴地告知，患者胸水完全消失了，但患者体质仍较弱，怕冷，脉小滑，舌暗红。虽然胸水消失了，但胸膜及肺内病灶仍在，中药继服。中药在前方基础上去瓜蒌皮、川椒目、桑皮、葶苈子、红枣，加五味子10g，煅瓦楞子（先下）15g，红豆杉1袋，百部30g，同时口服复方斑蝥胶囊、金龙胶囊，无烟艾条灸中脘、气海、关元，每次每穴30分钟，2～3日1次，以提高免疫力。

按语：中药外治胸水也是根据"诸病水液，皆属于寒"，用温阳活血、抗癌利水中药外敷可使胸水减少、消失。我治疗胸水和腹水因为病因不同所以选药不同，请大家注意。

案8　艾灸虚里治疗肺腺癌大量心包积液验案

阎某，女，52岁，北京人。

为肺腺癌骨转移、锁骨上腋下淋巴结转移与大量心包积液患者，曾化疗（培美曲塞加卡铂）6周期，病灶缩小，艾灸虚里心包积液由大量变为中量，之后变为少量。4个月后肿瘤增大，EGFR检测未见突变，遂予多西他赛化疗。谁知化疗后先是肝功异常，之后喘憋，日渐加重，显示双侧大量胸腔积液。予胸水引流后未见喘憋明显缓解，患者干呕频频，不能平卧，查心包大量积液，艾灸虚里，喘憋更甚，遂予心包穿刺引流术，引流后学生张巧丽协助艾灸虚里，经过引流心包积液 4 次后（先为红色、后为淡黄色），心包积液量减为每日 30mL，之后 3 天拔出引流管，后未出现喘憋。称奇的是患者心包积液引流处下方出现大面积的淤血，艾灸后淤血面积逐渐缩小，后完全消失。

案 9　艾灸虚里治疗胸膜间皮瘤合并大量心包积液验案

邵某，男，63 岁，黑龙江省安达市人。

2010 年 6 月 8 日就诊，主诉：患恶性胸膜间皮瘤 3 个月余，大量恶性心包积液 2 周。

现病史：患者 3 个月前不慎拉伤，后左侧额部、胸胁部疼痛，就诊于当地医院，胸片提示胸腔积液，给予利尿剂后好转。2010 年 4 月 2 日后大庆某总医院胸膜活检，病理提示：（胸膜）横纹肌组织周边见小灶性异型细胞，疑恶性肿瘤。2010 年 4 月 8 日哈尔滨某医院 CT 示：左侧胸腔占位，考虑间皮瘤可能。穿刺活检病理是：（左下胸膜）病变倾向恶性间皮瘤。2010 年 5 月 27 日因心慌、心悸、胸闷、出汗就诊于大庆某总医院。超声心动示：心包大量积液，室间隔基底段增厚，左室松弛性下降，遂抽取心包积液。总液量 300mL，为进一步治疗来诊。

刻下症：时有心悸，纳可，眠安，大小便正常。舌暗红，苔白，脉右沉细，左滑。

个人史：吸烟 25 年，20 支 / 日，饮酒 35 年，每日约

500mL。

辨证为阳虚痰蒙，药用煅海浮石 50g，白英 20g，百合 30g，知母 20g，砂仁（后下）10g，干姜 10g，熟地 30g，生黄芪 50g，焦山楂 30g，当归 20g，升麻 3g，地龙 10g，山茱萸 30g，壁虎（打）30g，蜈蚣 3 条，桂枝 10g，茯苓 30g，制附片 10g，桑皮 15g，川椒目 10g，葶苈子 30g，红枣 10g，每日 1 剂，水煎服。

配合艾灸虚里，每日 1 次，每次 30 分钟；金龙胶囊，每次 4 粒，每日 3 次。

2010 年 7 月 1 日再诊，心包积液消失，引流管已拔，出现咳引胸痛，心中空虚，腰部不适，舌红，苔白厚，脉左滑，右寸滑。上方去附片、桑皮、葶苈子，加桂圆 15g，黄连 3g，瓜蒌皮 15g，桑寄生 30g。余同前。

2010 年 8 月 11 日三诊，仍咳引胸痛，舌暗，苔白腻，6 月 8 日方去附片、桑皮、葶苈子、川椒目，加桂圆 15g，苏梗 10g，乳香 10g。余同前。

2010 年 12 月 14 日四诊，无不适，舌红，边有齿痕，苔黄厚腻，脉滑，6 月 8 日方去附片、桑皮、葶苈子、川椒目，加清半夏 10g，藿香 10g，苍术 15g，泽泻 20g。余同前。

2011 年 4 月 7 日、8 月 2 日、12 月 6 日，2012 年 4 月 24 日、11 月 13 日，2013 年 4 月 25 日，反复来诊，心包积液未再复发，

胸膜间皮瘤消失。

按语：心包积液在肿瘤科常见，主要治疗手段是心包切开术和心包积液引流术，这需要一定的技术和条件。中医认为心为太阳，心包代心受邪，心包积液为阳气大虚、饮邪上泛，治疗应温阳为主，用温阳利水的药粉敷在心包部位"虚里"，再用穿透力极强的艾条艾灸局部，可很快使心包积液减少甚至消失。

案 10　药灸百会治疗肺癌脑转移癫痫验案

贾某，女，36 岁，山西长治人。

患肺腺癌脑转移骨转移，2010 年 10 月初因我科无空床住我院外康病房，时患者已卧床，CT 示脑大面积水肿，每日癫痫 4~5 次，每次 2~4 分钟，应用脱水、口服抗癫痫药物无效。

予黄芪、细辛、川椒目、龙葵、桂枝、甘遂等份研细末，取适量敷百会，学生张巧丽艾灸百会穴药粉，每日 1 次，每次 2 小时，口服中药。

至 2011 年 3 月 16 日复查肺部病灶骨转移灶稳定，脑水肿显著消退，脱水药停用，癫痫消失，可以扶墙行走。

案 11　药灸百会治疗肺癌脑转移严重呕吐验案

余某，女，70 岁，吉林人。

为肺癌骨多发转移、脑转移患者，患者卧床不能行走，口服特罗凯、头颅放疗后头痛加重，每日在床上大小便，呕吐。甘露醇每 6 小时 1 次，口服地塞米松 7.5mg，主治医生劝家属放弃治疗，家属通过熟人找到我，家属代诊。

予黄芪、细辛、川椒目、龙葵、桂枝、甘遂等份研细末，取适量敷百会，再用艾灸，每日 1 次，每次 2 小时，口服中药。

3 天后家人告知患者已能下地家人搀扶行走，甘露醇改为每天 1 次，停用口服激素。

7 天后能自己下床行走，未见呕吐，饮食正常，甘露醇减为每日 125mL。家属和主治医生啧啧称奇。后患者亲自来诊，一点儿都不像肺癌脑转移患者，行走自如。后复查头部 MRI，水肿消失。

案 12　浮针治疗肺癌脑转移头晕验案

孙某，女，70 岁，北京人。

为肺癌脑转移患者，入院查的头部 CT 可见大片的水肿带，再加上患者目前正在做头部放疗，尽管甘露醇、甘油果糖、激素等脱水药都用了，仍头晕严重。

询问患者哪个部位晕得厉害，患者述说"后脑勺，晕得我都不能转头，走路也跟踩棉花一样"。确定患者头晕的部位和范围，在大椎穴上 0.5 寸进针，针尖指向头顶平刺于皮下，然后针尖指向后脑勺做扇形扫射。两三分钟后，患者居然能转头回望了，头晕一下子缓解了很多。患者小心翼翼的下床，走了几步，没问题，很高兴，然后在病房溜了好几圈。

按语：脑转移瘤临床非常常见，放疗是其主要治疗手段。放射性脑水肿在临床也经常见到，预防用药为激素、甘露醇等，严重者由神经外科医生通过颈静脉将脑积液引流到胸腔或腹腔。目前报道用贝伐株单抗治疗脑水肿有效。我们在临床治疗放射性脑水肿首先采用第 2 颈椎旁和大椎刺血拔罐，即可明显减轻脑水肿，出血症状马上就可缓解；第二步是采用药灸百会穴，效果相当满意；第三步是头部浮针治疗。这种方法治疗颅压增高导致的头晕头痛效果同样很好。

第四节 咯 血

肺癌咯血非常常见，一般遵循治疗咯血的古训即可。但要提出的是对于肺鳞癌空洞咯血、贝伐珠单抗等引起的咯血，常规中西药物止血效果不好，而合欢皮 30g，水煎口服，有很好疗效。我想大概因为合欢皮在古代对肺痨咯血有效，肺痨往往是病灶内有空洞，鳞癌和应用贝伐珠单抗后容易在病灶内出现空洞，故用之也有显效。合欢皮治疗肺癌空洞出血参考《黄金昶中医肿瘤辨治十讲》相关章节。

一、穴位注射

对于肺癌咯血，穴位注射也是取效甚捷的一个好方法，可在双孔最穴注射血凝酶等药物。但其疗效远远不如张锡纯的化血丹和合欢皮效果好。

二、典型病例

王某，女，68 岁，教师，北京市人。

2006 年 4 月查出患肺癌，痰中带血，应用中药痰血时有时无，多时盈口，患者及家属甚是紧张，口服云南白药无效，学生李颖辉遂在肺的郄穴孔最注射血凝酶 1 支，之后痰血减少消失，数月后再次出现痰血，在汤药中加化血丹后未再出现痰血证。

按语：穴位注射治疗咯血效果不如前辈张锡纯的化血丹。

第五节 癌 痛

癌痛作为癌症研究的重点之一，现代医学从方法和药物方面取得很大的成就，值得我们认真学习，但中医在治疗癌痛方面的作用也不可忽视。

中医治疗疼痛的历史悠久，源远流长，经验丰富，显示了自身的优势和特色，许多成方、经验方流传于世，至今仍有较高的临床应用价值。国内自 1982 年起，开始陆续报道了中药治疗癌性疼痛的疗效，大量临床报道提示了中药缓解癌痛疗效确切，维持时间长于部分西药。在中晚期癌症患者中，中药止痛作用缓慢而持久，无耐药性和成瘾性，与西药止痛剂配合可减轻西药的副作用和提高疗效。此外，口服中药在预防癌痛发生方面有一定疗效。

中医对疼痛的认识早在《素问·举痛论》就有："经脉流行不止，环周不休，寒气入经而稽迟，泣而不行，客于脉外则血少，客于脉中则气不通，故卒然而痛。"《黄帝内经》中还有"不通则痛，通则不痛"的记载。中医学把癌痛的病机概括为气滞、血瘀、痰浊、热毒、虚损等多种原因，其中以久病入络、不通则痛、不荣则痛论说最多。

癌性疼痛的病因病机概括起来不外乎"不通"和"不荣"两方面，但必须要重视肿瘤的治疗，不能单纯止痛，抗癌、止痛并举效果才会好。癌痛的治疗包括针刺、中药外用、搐鼻、口服等。

一、中药治疗

（一）中药外敷

外用药物（阴证方）去川椒目，加乳香90g，没药90g，山柰90g研末，外用，有很好的止痛作用。肝癌引起的疼痛可用此方外敷肝区，大家害怕肝区敷药会引起肝破裂出血，实则不然，肝区敷药不仅能止痛而且可使肿物稳定或缩小。

肝癌引起的疼痛药灸脐部抗癌又止痛，蜈蚣2条，白屈菜、徐长卿、川乌、元胡各15g，麝香1g。以上诸药粉碎后研末，过筛，黄酒调匀成膏，敷于脐部，外用艾条灸脐部药物，每次2小时以上，灸后用伤湿止痛膏封闭固定药物，24小时一换。

（二）中药搐鼻

可用中药搐鼻止痛，用细辛、蜈蚣等份研细末，取少量，搐鼻，止痛极快但力量弱，可在临床救急，一般1~2分钟后疼痛缓解；但鼻腔给药有烧灼感，可将 pH 值调在 7.4 左右，不适感消失。

二、针灸治疗

包括刺血拔罐与浮针、毫针针刺，相对而言刺血拔罐、浮针治疗疼痛效果较好且快。

（一）针刺

针刺对缓解疼痛有一定疗效，多采用辨证＋远端取穴＋近端取穴＋经外奇穴，若配合子午流注选穴效果更好。应注意如按时辰选穴各经的开穴时间：肝经（1—3 时）；肺经（3—5 时）；大肠经（5—7 时）；胃经（7—9 时）；脾经（9—11 时）；心经（11—13 时）；小肠经（13–15 时）；膀胱经（15—17 时）；肾经（17—19 时）；厥阴经（19—21 时）；三焦经（21—23 时）；胆经（23—1 时），选相关经络郄穴。

（二）浮针

可用浮针在疼痛周围行扇状皮下扫刺，也有较好的止痛作用。

（三）刺血拔罐

一般可在疼痛部位及周围结节处刺血拔罐治疗，往往血出痛减。刺血拔罐对缓解急性疼痛效果很好，起效快、止痛作用强且维持时间长。

三、典型病例

案1 刺血拔罐治疗乳腺癌骨转移疼痛超敏验案

吴某，女，38岁，重庆市万县人。

为乳腺癌术后骨转移患者，在2009年8月19日在北京某三甲中医院行胸4、5椎骨成形术后，术后双下肢疼痛剧烈，对疼痛超敏，不能接触衣物和抚摸，因疼痛不能入睡2个月，口服诸药和针刺后不能缓解，通过熟人让我去帮找我院疼痛科某医生治疗，但该医生出差，短期不能返回。我决定给她一试。真不知道患者怎样被弄到医院的，当时的患者坐卧皆不适，痛苦貌，满面愁容、倦怠，双目布满血丝，双眼无神。

我让学生田桢在疼痛明显处刺血拔罐，上午仅1次治疗后患者就面露笑容，下午再次刺血拔罐后在家人搀扶下能行走，经过5次治疗后疼痛消失。

案2 刺血拔罐治疗胰腺癌患者剧烈疼痛验案

李某，60岁，退伍军人，河南人。

患胰腺癌，曾以慢性胰腺炎伴假性囊肿治疗3年，2009年病情加重，起初从胃里吐出东西，剖腹探查后发现，胰腺癌浸润到胃并肝转移，因为疼痛行放疗，放疗和每日口服奥施康定 60mg 未能缓解疼痛，背部某一部位因疼痛反复揉搓出现 2 个拇指大面积的色素消失点，2009 年 10 月 21 日就诊时腰呈弓形不能伸直，学生雷勇予胰俞、肝俞、脾俞、胃俞等穴位刺血拔罐治疗后，20 分钟后疼痛明显缓解，腰能伸直，患者述说已近 3 个月腰未挺直了，这次治疗腰痛好了很多，挺直腰终于又像个军人了。

案 3　中药搐鼻治疗腹腔恶性纤维组织细胞瘤腹痛验案

孙某，男，19 岁，大学生，北京市人。

腹膜后恶性纤维组织细胞瘤术后复发患者，腹部疼痛，夜间为重，每日口服奥施康定 360mg，仍出现爆发痛，肌注吗啡也不能维持无痛 2 小时，夜班时反复要求肌注吗啡，恐其吗啡中毒，遂叫其家属买来细辛、蜈蚣等份，研成细末，用纸筒将药粉少许吹入鼻腔，痛时再用，可反复应用，之后未再要求应用吗啡注射液。

按语：在这需要强调的是几种止痛方法不是孤立的，临床要注意多途径给药以提高疗效，强调的是疼痛一开始就应及时治疗癌痛，以防止癌痛加剧或爆发痛。

第六节　带状疱疹

带状疱疹现代医学认为是病毒感染，其治疗效果远远不如中医药迅捷，中医药在治疗带状疱疹方面有非常大的优势。

一、中药外敷

牛黄、大黄、黄连各等份碾细粉加适量香油调成糊状，外敷疱疹处，1 日 3~5 次，用于疱疹初起可立即止痛。水疱溃破，可用双黄连粉针剂直接外敷患处。

带状疱疹后遗疼痛比较难治，有的患者持续疼痛 1~2 年，西医认为这是病毒损害了神经，恢复得很慢。西医抗病毒、止痛，效果并不好。中医讲疼痛是经络不通，经络不通既有火的因素，也有瘀的因素，是病久入络了，用丹参、丹皮、桃仁、红花、全蝎等凉血活血通络之品，打成细粉，用香油（性凉）和好后涂在局部，有一定缓解后遗疼痛作用。

二、刺血拔罐

皮损周围梅花针点刺拔罐，直至疼痛消失，此乃治疗带状疱疹最快最有效手段。

三、火针疗法

可在疱疹四周围刺或疱疹处火针直接针刺，每日1次。

四、典型病例

案1 修某，男，72岁，北京人。

2010年夏某日突发左胁下疼痛，日渐加重，疼痛部位渐起水疱，遂到某西医院皮肤科就诊，医生言其为带状疱疹，又言缠腰龙。患者为国学大师，听说是缠腰龙，此乃中医名词，其本喜好中医，马上让司机开车来找我就诊。

学生雷勇在其皮损疼痛处刺血拔罐1次后疼痛消失，仅留轻微局部麻木。

7天后再予刺血拔罐1次，诸症消失。

案2 徐某，女，39岁，北京人。

患晚期卵巢癌，曾多次化疗，2013年夏突然在右前胸、右腋下、右后背出现大片带状疱疹，增长迅速，疼痛明显，学生田叶红在其疱疹四周火针围刺，第二天疱疹不再增大、增多，仅治疗1次，10天疱疹消失，未后遗神经疼痛。

按语：带状疱疹饮食忌辛辣油腻，瓜蒌甘红汤口服效果也很好。

第七节　乳癌术后上肢肿胀

乳腺癌是常见恶性肿瘤，近年来发病率逐年增高，由于清扫腋窝淋巴结和（或）淋巴结区域放疗造成约 70% 的患者出现术后上肢肿胀。

一、患肢肩部、上肢皮下结节刺血拔罐及护理

乳腺癌上肢肿胀是乳腺癌手术、放疗常见并发症，目前认为其机制：腋窝淋巴的清扫切断了上肢淋巴回流通路，导致间质液中蛋白浓度增高，滤过压增加；同时血浆蛋白减少，使胶体渗透压差降低，组织液增加，导致水肿。另腋窝的创伤导致瘢痕形成更加阻碍静脉和淋巴回流，加之术后放化疗损伤血管及淋巴管进一步加重了上肢水肿。淋巴水肿是一个慢性过程，可分为淋巴液蓄积、脂肪组织增生及纤维化 3 个阶段，有效的治疗是在皮下组织显著纤维化之前，采取各种手段引流淋巴液，有效移出富含蛋白的液体。

中医学认为手术造成气血虚损、脉络损伤，气虚不能行血，脉络瘀阻加重，"血不利则为水"，血行脉外则为

患肢肿胀、疼痛。故本病为本虚标实之证，阳气不足是本，血瘀水停是标。治疗当以标本兼治，以温阳益气、活血通络为法，选用阳和汤温阳化湿、补阳还五汤益气通络，加桑枝引药上行，兼可祛风通络。然口服不如外用作用迅猛，故采取中药外洗，取效甚捷。我们的治疗配合刮痧，又能促进血液循环，增加疗效。

治疗淋巴水肿最快捷的手段是引流，有效移出富含蛋白的液体，目前西医多采用显微淋巴管静脉吻合术（LVA），效果并不理想。结合临床，乳腺癌肿胀的患肢皮下有许多结节，中医认为这是气血不通的表现，要想让肿胀消失必须尽快让这些结节消退，为此我们采用了刺络拔罐的方法，起效甚快，有的患者 1 天后肿胀就明显减轻，病史较短患者可以治愈。

可以选患侧颈部、肩部、上肢皮下结节，将结节刺血拔罐，之后艾灸刺血拔罐处，每周 1 次。

二、典型病例

案 1　刺血拔罐治愈乳腺癌右上肢肿胀验案

彭某，女，50 岁，四川人。

为右侧乳腺癌术后，因患肢过度用力出现整个右上肢明显肿胀，无红肿热痛，口服及外用药物 1 月无效。

学生田桢予针刺拔罐艾灸肺经穴位为主，兼其他经穴，配合患肢由远端到近端按摩。

经 20 天后上肢肿胀消失。治疗期间出现持续从针眼处流出清亮水滴，用艾灸灸治渗液处 10 分钟后不再从针眼渗液。该患者开始放血时排出的是黑血，之后曾出现半透明的白色液体。

用艾灸治疗胸腹水引流口处渗液，也有很好疗效。

案 2　刺血拔罐治愈乳腺癌左上肢肿胀验案

梁某，女，72 岁，北京人。

患左乳腺癌术后半年，因用左手提重物导致上肢肿胀严重，手不能握物，张合困难，学生王卉用刺血拔罐艾灸左上肢肺经、肩部、心包经的相关穴位及其周围皮下结节，每周 1 次，6 次后水肿完全消失，活动如右手，至今 2 年未再出现水肿。

案 3　阳和汤加补阳还五汤治疗乳腺癌术后上肢肿胀验案

李某，女，42 岁，北京人。

为乳腺癌术后严重左上肢肿胀 2 年患者，患肢不红，其周长是正常上肢的 2 倍，压凹征非常明显，皮肤湿冷，疼痛明显，已严重影响到睡眠，患肢已不能自行抬起伸展，几近废退，舌暗红，脉沉细，锁骨上未触及肿大淋巴结。其为本院职工，找过许多中医治疗，中药、针刺、按摩、化疗都无效。我起始用刺血拔罐治疗，第一次有效，但很快肿痛如初。我仔细辨证为阳虚寒凝血瘀。

用麻黄 6g，白芥子 10g，熟地 30g，附片（先下）10g，肉桂（后下）10g，炮姜 10g，生黄芪 60g，桂枝 10g，赤芍 15g，当归 20g，川芎 15g，桑枝 30g，壁虎 30g，羌活 10g，乳香 10g，水煎服，每日 1 剂。14 剂。

7 剂后患肢肿胀明显消退，疼痛减轻，每晚可睡 6~7 小时，14 剂后疼痛若失，上臂和前肢肿胀消失 80%，但手掌消肿较慢。让患者将中药外洗手臂，肿胀继消，但遗憾的是肿胀未能完全消失。

按语：治疗期间患肢不能提重物、甩手、受凉等。手术后一旦出现上肢肿胀，尽早治疗。乳腺癌术后当日立即将患肢抬高数日，可明显减少上肢水肿发生概率。案 3 说明对于乳腺癌上肢肿胀属于阴证者不宜刺血拔罐，温阳化湿通络中药外洗有很好效果。

第八节　不完全性肠梗阻

肠梗阻分为机械性和非机械性的肠梗阻，肠梗阻首先要拍腹平片和查电解质。肠梗阻腹平片显示有液气平面；再就是查钾，钾低则动力不足，容易出现非机械性肠梗阻。肿瘤科肠梗阻可见多处机械性肠梗阻患者。

不同部位肠梗阻可有不同表现，高位肠梗阻第一表现为吐，第二表现为疼，肠梗阻经常伴有肠粘连，所以表现为疼。低位肠梗阻表现为不排气便、腹痛等。

西医内科治疗肠梗阻首先禁食水、肌肉注射奥曲肽、静脉给予抗生素，或梗阻部位植入支架积极治疗原发病。奥曲肽治疗肠梗阻效果并不满意。我采用中药外敷神阙、腰骶部相关穴位及结节刺血拔罐效果满意。

一、中药外敷

中医治疗肠梗阻时首先看它是不是良性的，如是良性的，如放疗引起的肠粘连、肠梗阻，没有低血钾，就考虑用点温通的中药放在肚脐上艾灸。温通药如丁香、肉桂、半夏、枳壳、干姜、苏子，温热药物会促进肠蠕动，梗阻很快就缓解了。肠梗阻的患者避免腹部着凉，着凉后吃得不合适了就容易肠梗阻，良性的肠梗阻较容易缓解。

第二就是恶性肠梗阻，恶性肠梗阻是肿瘤压迫所致，治愈很难，用我介绍的肿瘤外用方，敷脐后可缓解呕吐、腹痛症状，偶能缓解部分恶性不全肠梗阻。

二、刺血拔罐

不管良性、恶性的肠梗阻治疗效果均较好，在大横、腹结、肝俞、胆俞、胃俞、脾俞、大肠俞、八髎等穴位刺血拔罐，如有时间再在刺血部位艾灸10分钟，增加温通力量，绝大多数可在一次治疗后缓解。

三、典型病例

案1　刺血拔罐治疗胃癌卵巢转移恶性不全肠梗阻验案

汪某，女，42岁，北京人。

为胃癌卵巢转移，腹腔巨大肿物。饮食不慎引起不全肠梗阻，肠梗阻为多个部位，其主管医生给予胃肠减压、静脉营养支持以及奥曲肽治疗后，10天尚未缓解。某晚我值班，患者腹痛剧烈要求肌肉注射吗啡，我派学生王卉、赵伟鹏予腹结、大横、足三里、肝俞、胆俞、脾俞、胃俞、大肠俞、八髎、腰俞等部位及其周围皮下结节刺血拔罐艾灸，第二天早晨巡视病房时，患者自述昨晚10时排出大量宿便。之后曾再次出现不全肠梗阻，也用同样方法缓解。

案2　中药外敷治疗晚期卵巢癌恶性不全肠梗阻验案

宋某，女，56岁，山东人。

患者为卵巢癌术后复发，腹盆腔广泛转移。2013年5月初在我院化疗1次后回到原籍，不料出现恶性不全肠梗阻，不能进食水，体质渐弱，求救于我的学生易健敏。告诉她可以在腰骶部结节处刺血拔罐，可当地医生不知此术，于是再告诉她可在肚脐对应的腰部贴我介绍的肿瘤外用阴证方（因患者曾切除大网膜，不宜应用我介绍的外用药，恐其溃破肿瘤外露），2天后告知不全肠梗阻已缓解，腹部肿瘤变软，腹股沟淋巴结也开始缩小。

案3　刺血拔罐治疗慢性放射性小肠炎合并不全肠梗阻验案

李某，女，45岁，河北省秦皇岛人。

因宫颈癌行盆腔清扫术后局部放疗3年余，2009年10月底出现呕吐、腹痛，排气排便减少，腹平片提示肠梗阻，小肠造影提示小肠回肠段蠕动减慢，考虑为放疗引起的小肠纤维化并发不全梗阻。曾于外院灌肠补液等治疗，梗阻间断复发，来诊时虽能进食、自主排便、排气，但纳差、胃胀、便后腹部隐痛。让学生赵伟鹏、张惠子予脾俞、胃俞、大肠俞、腹结、大横等穴位刺血拔罐，治疗当晚排气明显增多，食后胃胀减轻，同时予上述穴位艾灸后顿感腹部舒适感，嗳气、矢气，呕吐一次后，立即自觉身体轻松，出现饥饿感，饮小米粥一小碗，无不适感。当晚睡眠明显好转，次日晨排便排气无腹泻。多日后于食后轻度胃胀，腹痛，但排气较前明显顺畅，诉为两月以来最佳状态。由于患者在外地，每周治疗1次，总共治疗3次，患者进食如常，无不适主诉。

按语：不全肠梗阻在肿瘤科常见，大多数医生采用的是禁食、胃肠减压、静脉营养和抗生素、奥曲肽皮下注射，疗效非常有限。良性者可用脐疗，恶性者可用刺血拔罐治疗和大陷胸汤治疗，出现腹膜炎者大陷胸汤效果较好。大陷胸汤对合并肠粘连者会引起剧烈腹痛，而刺血拔罐不会引起疼痛，且可以治疗肠粘连疼痛，对身体壮实者效果好。强调：一旦出现肠梗阻要尽早治疗，同时注意腹部保暖，缓解后先从易消化流食开始。

第九节　肿瘤破溃

肿瘤破溃，临床经常见到，目前主要是手术切除，内科没有好的办法。但有些肿瘤部位特殊，难以手术切除，可采用中药外敷、火针围刺，有一定疗效。

一、中药外敷

乳腺癌肿瘤破溃，放化疗很难处理，可用中药外敷治疗。

壁虎6条，蜈蚣4条，蝎尾10条，青黛6g，百草霜、硇砂、白芷、血竭、硼砂各9g。捣烂，研末，每次6g，每日2次，外敷癌肿，可使癌块缩小。

肿瘤破溃创面表浅而大，可将壁虎研成细末外掺，如形成窦道，可将壁虎尾从破溃的小口插入，治疗溃疡兼顾引流。

二、火针围刺

肿瘤的存在使溃疡面很难愈合，可以采用火针围刺，使肿瘤缩小，加速愈合。

三、典型病例

李某，女，70岁，安徽人。

患右乳腺癌，身体虚弱，拒不接受手术、放化疗，肿瘤增长破溃。就诊时溃烂面直径约5cm，侵及肋骨，疼痛难忍，要求中医治疗。学生张巧丽在肿瘤四周火针围刺，每周2次；中药壁虎6条，蜈蚣4条，蝎尾10条，青黛6g，百草霜、硇砂、白芷、血竭、硼砂各9g，捣烂，研末，外敷在溃烂面，每日3次。1周后疼痛缓解，溃烂面出现新生肉芽组织，配合汤药、针刺，前后治疗9个月，肿瘤消失，溃疡面愈合。

按语：肿瘤破溃后很难愈合，这与肿瘤的存在有关，所以应该积极治疗原发肿瘤病灶，治疗肿瘤病灶要多学科联合合作，各取所长。

第十节　休克昏迷及元气大亏

肿瘤患者临终前多会出现休克昏迷，有许多昏迷患者用现代医学方法很难让其苏醒，中医却在这方面有很大优势。

一、艾灸神阙、关元

我悟出此理与《伤寒论》少阴病提纲有关，"少阴之为病，脉微细，但欲寐"，昏迷患者已经寐了，为阳气极虚，应急急恢复阳气。中医认为"孤阳不生，孤阴不长"，要阴中求阳，遂选用统领阴脉的任脉穴神阙、关元，艾灸恢复其阳气。如患者不是慢慢消耗很长时间才出现的昏迷，艾灸神阙与关元，每次每穴30分钟，绝大多数30分钟后休克缓解、昏迷渐醒。灸神阙和关元时可见血压上升，如若单灸中脘血压则没变化或下降。

二、典型病例

案1　艾灸治疗胆囊癌大量腹水休克昏迷验案

神阙穴我经常用，主要是治疗许多肿瘤相关的疾病，而关元我只在升白时应用。但在我到广东会诊时对这两个穴位的认识发生了重大转变。我到该省级肿瘤医院会诊，患者为胆囊癌大量腹水发热患者，在我诊疗时已因痰滞喉间引起昏迷、休克4个小时了，手足冷，血压下降，主管医生该用的药都用了，丝毫无好转迹象。我面对着患者苍白的脸和家属焦急信任的目光，决心用艾灸试一下。由于一时无法找到无烟艾条，我就用艾卷熏治神阙、关元，仅仅灸了20分钟，护士就来阻止了。因为烟雾太大，怕引起火灾，坚决不让灸治，我们只好在外面休息室休息。不一会儿患者儿子来告知，患者已苏醒，呼之能应，手足渐温。他还把防火感应器用塑料纸包好，建议继续灸。再次灸治20分钟后护士又来阻止，只好再次停下，继续休息，同时在省城药店寻找无烟艾条。大概十分钟后，家属高兴得来告知患者睁眼了，可以听懂别人话语、表达自己意见了，手足能伸缩。晚上11点找来6根无烟艾条，继续灸治，患者两眼逐渐有神了，手足温了，停用升压药后血压正常了，血氧饱和度即使在吸痰时仍能在92%左右，心率由原来的

95 次 / 分左右降到 86 次 / 分左右，呼吸也由原来的 34 次 /
分，降到 26 次 / 分左右，一切变得平稳了。

按：中医学认为关元位于神阙穴下 3 寸（同身寸），
是真气蓄积地，病危患者元气大虚，灸治关元可以激发元气，
治疗危重患者诚可行也、可信也。

但对于肿瘤慢慢衰竭患者，在弥留之际用艾灸效果不
佳，缘由真气已经耗竭，短时难以恢复。

案 2　艾灸治疗晚期胃癌休克昏迷验案（他人应用我的方法的反馈验案）

Z 某，女，青年，山东人。为晚期胃癌患者。

2012 年 3 月 13、14 日，Z（患者称呼）分别抽了腹水
和胸水，之后明显虚弱。14 日晚上，除时常有的腹痛和低
热外，还出现了一个新的症状——口渴。得知她已好几天
没有大便后，我要求 Z 妈第二天替她灌肠。15 日，Z 妈说
Z 不肯灌肠，依然发热、口渴、肚子胀痛（以右腹部为主）。
16 日，Z 右后腰也胀痛，并出现排尿无力，其他症状依旧。
当时我推测排尿无力是盆腔肿瘤压迫造成的。17 日早上，Z
来电话说排不出尿了，想尿但尿不出。当天下午，Z 去了医院，
插了导尿管，但只导出约 50mL 小便。后来又抽了腹水，之
后腹痛、口渴、吐酸水，舌苔据说是白的，湿润。晚上临
睡前与她通话时，她神志迷糊，呓语。

18日，Z的病情变得更为危险，全身浮肿，腹部胀痛难忍，肚子大得血管毕露，神志越来越迷糊，嘴里不停地吐黏液，呼吸困难，点滴也打不进了。医生说，Z随时可能去世。

半夜的时候，Z妈发QQ给我说：Z要走了。我问Z妈Z走了吗？她回答说是的。尽管心里早有准备，我还是感到突然。Z妈又说："Z的心电监护还没有撤掉。""难道她还没死？"我精神一振。Z妈说："夜里抢救过两次，现在已经没有反应了，心跳也没有了，数据表明已接近死亡，靠氧气才维持着微弱的呼吸。医生已经要求拔掉氧气。我还想再等等。"她补充说，"很多年前，我一个同学的小孩因脑瘤去世，在殡仪馆火化的时候突然活过来了，但已经进入了火化程序，在医院也早就证实了死亡，最后只能活活烧死。"她怕Z也落到这种难以置信的悲惨下场，因此不愿过早地拔掉氧气。

得知Z还没被宣布死亡，我立刻决定做最后的一搏：建议四逆汤加来复汤敷脐，并请针灸医生艾灸关元穴，直接灸。四逆汤加来复汤敷脐，以前Z心衰的时候我给她用过，有一定效果。当初之所以采用敷脐，是因为药太热，内服容易造成出血，敷脐安全一些，只敷一天大多没事，回阳救逆力量的不足通过内服高丽参和其他中药加以弥补。这一次采用敷脐当然还因为 Z 已无法喝药。艾灸关元穴是我在黄金昶老师博客里看到过的急救法（http://blog.sina.com.cn/s/blog_huangjinchang666666），我想不起他当时灸的是否只有关元一个穴位，也许还有神阙（肚脐），但我没有时间去核实，情况紧急时顾不了那么多。

我提出"最后一搏"建议的时间是上午 9 点 40 几分，中午 12 点左右，Z 打电话给我了，虽然听上去很虚弱，但已经能说几句话了。下午 1 点多时，Z 妈告诉我说：Z 好了，又活过来了。我问她："是自己活过来的，还是艾灸之后？"她说是艾灸之后，关元穴灸了好几壮，另外开大了氧气。敷脐药刚由 Z 的小姨送到，还没来得及用。

2012 年 8 月 3 日，刚从一次肝转移癌破裂的危险中死里逃生的 Z 因故赌气拒绝服药，并把自己关在房里。到第二天，病情再次恶化，全身不停地抽搐（脑转移），再次被送进医院抢救。据说 Z 抽搐的情形很吓人，她的表姐和小姨都不敢进病房。医生称病情危重，没有希望了。从 8 月 4 日下午到 6 日，院方接连发了三张病危通知。

8 月 5 日中午，我劝 Z 妈再次尝试艾灸神阙、关元，Z 妈说看 Z 现在这么活着太遭罪，不想折腾了。不过当天下午，她还是找针灸科医生替 Z 艾灸了神阙关元。结果到傍晚时，Z 好转很多，打了大半个小时的电话。

第二天，Z 的情况再次恶化，医院发出 Z 此次住院的第四张病危通知。我建议继续艾灸，并调整了中药。到第三四天，Z 终于又一次摆脱危险。

按语：艾灸神阙、关元治疗休克昏迷验案绝不是这两例患者，治疗昏迷患者要重灸这两个穴位才会效果好。此外艾灸神阙、关元可迅速恢复元气，治疗老年人嗜睡和植物人也有较好效果。我用艾灸治疗植物人、昏迷在央视网《名医大讲堂》有过专题报道。

第二章　中医外治放化疗副反应秘笈

第一节　局部损伤（附锁骨上静脉穿刺引起的颈静脉炎）

恶性肿瘤患者接受化疗药物静脉注射，出现药物外渗并不少见，常可引起皮下或静脉的无菌性炎症、干性坏死、皮肤溃疡等。相对于现代医学处理方法而言，中药在治疗静脉炎和组织坏死方面有明显优势。此优势药物不可不知！

一、静脉炎

化疗药外漏引起的静脉炎，用溃疡油（李佩文教授方，因为效果很好，在此记录）外敷。

溃疡油：紫草 60g，当归 60g，红花 60g，生黄芪 60g，生大黄 60g，白及 60g。

用清香油煎煮半小时，留油备用。

用时涂在静脉炎处，每日可多次。该药物也可用在化疗药外漏引起局部红肿疼痛者。

二、局部无菌性溃疡

局部无菌性溃疡是化疗药外漏引起的，甚难收口，经久不愈，也可用上面的溃疡油，一般一两天后疼痛明显缓解，数天后溃疡部位脱皮，继而长出新肉。

若创面感染分泌物多，久久不愈合者，在局部外敷的同时，口服下面的方子，可促进排脓、伤口愈合。

炙黄芪 30g，金银花 30g，当归 12g，连翘 15g，赤芍 15g，皂角刺 15g，升麻 6g。

三、典型病例

化疗药外渗验案

张某，女，43 岁，北京人。

乳腺癌化疗后阿霉素外渗出现皮肤肿胀，疼痛难以入睡，局部应用封闭治疗后立即应用溃疡油外敷，每日多次，2 天后疼痛减轻，5 天后表浅皮肤轻微脱皮、颜色加深，1 个月后红肿完全消失，除皮色略深外无异常。

按语：化疗药物引起的静脉炎可用溃疡油外敷，也可用如意金黄膏外敷，效果都比较理想。

附：锁骨下静脉穿刺术后颈部肿胀、上肢不适

肿瘤患者输液较多，许多化疗药物及中药对血管刺激较大，常采用锁骨下静脉穿刺，但锁骨下静脉穿刺是盲穿，导丝容易进入颈静脉，出现颈部肿胀、上肢不适，应用抗炎及中药外敷效果不理想，可采用针刺中渚穴位，疗效较好。

采用针刺，取患侧中渚穴，与皮肤呈15°进针，得气后，使针感传至肩部，每10分钟行针1次，每日1次，每次30分钟，连用3~5次。

该方法不仅可治疗锁骨下静脉穿刺术后颈部肿胀，还治疗痄腮、咽痒咳嗽、咽痛、食道烧灼感、颈椎病、偏头痛等，效果也较满意。现代医学对此尚无对策，我应用针刺中渚效果很好。

典型病例

针刺中渚穴治疗锁骨下静脉穿刺引起的颈部肿胀验案

陆某，女，48岁，北京人。

乳腺癌术后，正行化疗，因用蒽环类化疗药物，予锁骨下静脉穿刺术，导丝入颈内静脉，引起颈部肿痛，经抗炎治疗无效，外用如意金黄膏无效，针刺中渚穴，1次后症状消失大半，3次后无不适主诉。

第二节　发　热

发热是肿瘤患者常见症状，许多发热很难处理，如处理不当可加速患者衰竭，促进死亡。

一、针灸治疗

（一）刺血拔罐

对大椎穴刺血拔罐。

（二）艾灸

对大椎、百会艾灸，每日1次，每次每穴30分钟。

二、中药灌肠

脉实者，可用安宫牛黄丸灌肠。

三、典型病例

案1　化疗后白细胞低下发热验案

陈某，男，53岁，北京人。

小肠低分化腺癌术后复发，化疗后白细胞降至1.4×10^9/L，粒细胞仅为0.7×10^9/L，患者无力，发热，体温在38.0℃～

38.9℃，因无感染迹象不能用抗生素，只好采取中医办法。

我派学生杨静、王卉、张惠子、田桢等予艾灸百会、大椎，先灸百会，后灸大椎，每穴 30 分钟。

灸治 1 次后热退，之后未见发热。患者自述在艾灸百会时头部觉凉，艾灸大椎时觉有热从颈部向下传至全身，甚是舒服。

案 2　肺癌癌性发热验案

刘某，女，48 岁，北京人。

为肺腺癌患者，同时伴有类风湿性关节炎，体弱不能手术、放化疗，遂求中医药治疗。患者手足关节变形、膝关节变形，行走困难。来诊时发热，下午 2、3 点开始，最高 39℃，无汗，无畏寒，发热时关节疼痛，夜晚 9、10 点热自退，嘱其回家后艾灸百会、大椎。2 周后复诊，诉说开始艾灸百会、大椎时半小时后热退，身体变得舒适，可 3 天后退热效果不明显了，仔细询问得知，患者开始数日由其丈夫艾灸，后来丈夫忙，遂用灸盒自行艾灸。告知患者不能用灸盒艾灸，一是用灸盒艾灸温度不能达到要求，二是应用灸盒穴位定位不太准，再次嘱咐回家后用艾条直接灸，回家后认真艾灸 5 天后未再出现发热。

按语：肿瘤患者发热很常见，癌性发热、放化疗后白细胞低下引起的发热可用艾灸百会、大椎穴退热，效果理想。

发热属于实证者可单用大椎刺血拔罐即可；咽喉肿痛者加用少商刺血。癌性发热内服中药辨证参考《黄金昶专科20年心得》相关部分。

第三节 食欲减退

恶性肿瘤患者营养消耗较多，同时化疗常引起不同程度的胃肠道反应，水电解质紊乱，患者食欲减退，尤以消化道肿瘤最为突出，加上癌性发热及化疗药引起发热、出血，加重了营养素的缺失，导致营养不良，易出现恶病质。

解决营养不良最好的办法是改善食欲，我目前治疗食欲不佳或进食水呕吐有中医五板斧，一般现代医学解决不了的纳食不佳问题我都能迅速解决。

一、背俞穴刺血拔罐

这是第一斧，可对肝俞、胆俞、胃俞、脾俞、大肠俞等穴位及其周围皮下结节刺血拔罐，3天1次，一般1次见效。此对脏腑虚损、经脉不通者有效。刺血拔罐可明显疏通经络、振奋脏腑功能。

二、芒针沿胃四周围刺

这是第二斧，沿着胃在体内的解剖位置，用芒针深刺，间距2cm，一般1分钟内就会出现饥饿。我形容它是"秒杀食欲减退"。

三、舌下静脉点刺

这是外治第三板斧，在口腔内相关部位点刺，让患者尽量闭口撮血。

四、典型病例

案1　食管癌患者不思进食刺血拔罐验案

石某，男，62岁，四川省什邡人。

食管癌术后、放化疗6个月后，患者逐渐食欲减少，复查胃镜未见异常，当地主管医生遍用各种方法，无效！时值我援建在此地，用金匮统元方3剂无效，抓耳挠腮，考虑脏腑虚损、经脉不通，遂应用刺血拔罐治疗。

在肺俞、肝俞、胆俞、脾俞、胃俞、膈俞、肾俞等穴位刺血拔罐。

周五下午实施刺血，周日下午来电告知，已有食欲。该患者为反应较慢者，大多数患者往往在刺血拔罐后3~4

小时就有食欲。

案2　胃癌术后伴腹腔广泛转移不欲进食芒针围刺验案

王某，男，61岁，湖北省武汉人。

胃中低分化腺癌术后（切除2/3）1年余，腹腔淋巴结转移、胰腺转移，偶少量进食2月余。人已皮包骨，卧床，诸药无效，家属甚急，延余会诊，见之，述："胃部饥饿甚不适，但饭在口中咀嚼难于下咽，每日把粥从碗中拨出再拨出，每天勉强进食一两粥。"遂在胃的四周用芒针针刺，5分钟后胃部饥饿感消失，但仍口中无味，10分钟后其妻端来米粥一小碗，不一会儿饮尽，自述口中感到米香。20分钟后起针，食欲大增，患者复与白粥一碗。

案3　直肠癌肺转移进食水药呕吐验案

耿某，女，68岁，北京人。

左半结肠癌术后，2013年4月出现直肠癌双肺广泛转移，因双肺间质部分渗出液多，体质差无法化疗，之后出现进食水后胃部不适呕吐，继而食欲下降，进食甚少，予金匮统元方始好转，而后口服中药呕吐，遂予舌下静脉刺血，一次后进食水药呕吐现象消失，食欲明显好转。2013年8月初口服化疗药物病情稳定而出院。

按语：现代医学改善食欲减退主要是静脉营养、醋酸甲地孕酮、醋酸甲羟孕酮等，疗效不甚理想。为改善患者食欲减退的情况，10年前我曾咨询40余位肿瘤专家，未得到满意回答，遂自创以上3种外治疗法，疗效满意。同时口服药还有金匮统元方（第四斧，参考《黄金昶中医肿瘤辨治十讲》相关部分），可明显改善食欲；如上方还无效，或者胃癌、食管癌非梗阻引起的不思进食，可用第五斧：生赭石60g，旋覆花15g，水蛭6g，蜈蚣8条，生牡蛎60g，海浮石30g，党参20g，鸡内金15g，生麦芽15g，苏子10g，竹茹15g，白茅根30g，每日1剂，水煎服，此对脏腑虚损，痰涎壅盛夹肝气上泛者有效。

请注意这几种疗法不是各自为战，联合应用效果会更好。

第四节　恶心、呕吐、呃逆

恶心、呕吐是化疗最常见的早期毒性反应，严重呕吐可致脱水、电解质失调、衰弱及体重减轻，可能导致患者拒绝接受有效治疗。目前现代医学止吐药物作用很强，但也有缺陷，有的患者反应：用西药止吐后胃内容物吐不出反而不适，而且不能解决厌油腻，有严重的头痛、便秘等副反应。

中药有很好的止吐作用，它不仅可以止吐，而且基本保护食欲，还可以治疗厌油腻，没有便秘、头痛等副反应。中药止吐有口服、敷脐、针刺等方法。

肿瘤患者或因进入晚期，或因肝部肿瘤过大压迫膈肌，或因应用紫杉醇后出现呃逆，呃逆较难取效，我在临床应用针灸配合大剂量旋覆代赭汤有较好疗效。

一、中药外敷

土悦巴布贴（我的经验用方）外敷神阙、中脘有很好止吐作用。

二、针灸治疗

（一）针刺

选足三里、内关、阴陵泉、公孙、太白等穴位，每日1次。注意阴陵泉这个穴位必不可少，它可缓急止吐。

肝癌肿大压迫膈肌会引起顽固性呃逆，用针刺天突穴加旋覆代赭汤加减有效。

（二）刺血拔罐

脾俞、胃俞、肝俞、大肠俞及周围结节刺血拔罐，3日

1次。

（三）其他方法

第二掌骨生物全息疗法治疗化疗恶心呕吐效果不错，对化疗时轻微恶心、胃部不适效果明显。

三、典型病例

案1　骨肉瘤化疗剧烈呕吐案

陈某，女，18岁，河北省唐山人。

患右股骨远端骨肉瘤，术前化疗，在北京某医院住院化疗过程中呕吐剧烈，滴水不进，每日抱盆于胸前，甚是恐惧化疗。化疗1周期下来体重下降5公斤，给予土悦巴布贴后，化疗再未出现呕吐。

案2　乳腺癌顽固性呃逆案

李某，女，40岁，辽宁省大连人。

乳腺癌术后化疗多年后，无明显诱因出现顽固性呃逆，呃逆不断，影响进食，在当地就诊，中西药治疗1年后无效，已不能上班，千里迢迢来找我。我考虑是因胃气虚、痰气上逆所致。予旋覆代赭汤加减，学生雷勇、王卉、田桢等在背俞穴及皮下结节刺血拔罐。

1周后症状明显缓解，呃逆轻微、短暂，2周后呃逆消失，1年后随访未再出现呃逆。

按语：肿瘤科患者经常出现恶心、呕吐、呃逆，针刺效果较好，如无效可用背俞穴刺血拔罐，后者作用较强。如出现恶心胃部不适可急急予第二掌骨生物全息疗法治疗，一般会迅速缓解。

第五节　腹泻、便秘

消化道症状在化疗中非常常见，中医学对消化道症状改善效果相对现代医学而言有优势，且手段多样。

一、腹泻

（一）化疗引起的腹泻

1. 中药外敷　用五倍子研细末，敷脐，每日 1 次，每次 24 小时。

2. 艾灸　用艾条灸治神阙穴，每日 1 次，每次 30 分钟。

（二）放疗引起的腹泻、肛门灼热疼痛

1. 中药外敷　可用云南白药敷脐，每日 1 次，每次 24 小时。

2. 针灸　无论何种腹泻皆可用针刺足三里、上巨虚、

下巨虚、阴陵泉、公孙、太白，每日1次，每次30分钟。

放疗引起的肛门疼痛：天突及周围压痛点刺血，百会穴合谷刺及在会阴穴、长强穴同时针刺。

（三）典型病例

案1　艾灸治疗结肠癌术后14个月腹泻验案

陈某，男，52岁，北京人。

2011年10月行左半结肠中分化腺癌手术。手术分期很早未行放化疗，可手术后胃肠一直不好，有一次不慎着凉后就开始腹泻。起初一天两三次，后来严重到一天十来次，到医院做检查，没有发现复发转移迹象，大便未见异常。西药用了止泻、调节菌群紊乱的药物没有疗效，西医建议找中医治疗，找到北京某中医院肿瘤科医生，开了中药，吃了足足十几个月，腹泻时好时坏，后来其妻上网查到我介绍艾灸神阙治疗腹泻，将信将疑的在网上买了艾条，按着要求艾灸，不到2天，14个月的腹泻就止住了，直至后来再没有腹泻，不仅腹泻止住了，而且多年的手足冷的毛病也没有了，精神明显好转。

按语：古今有许多治疗腹泻的方法，艾灸治疗腹泻简单易行，效果好。

案2　综合治疗放射性肠炎腹泻、便血、肛门疼痛验案

张某，女，44岁，吉林人。

　　患直肠癌，手术后行放疗。放疗结束后2月开始少量便血，因为以前有严重痔疮未引起重视，之后每天便血300mL左右，而且发现内有烂肉（坏死脱落的肠黏膜），每日如此，1周后遂入院治疗。请全院相关科室会诊，肠镜示黏膜溃疡严重、遍布出血点、充血严重，令患者禁食水、卧床。给予凝血酶灌肠，同时口服清理肠道方、烧干蟾，因其口服汤药后便血增多，主管医生不敢让其口服汤药，我坚持让其口服烧干蟾。后随诊日见好转，就把这事放在一边。

　　半月后其熟人告知我必须参与治疗，我询问后发现患者病情反复，症状如前。我再次会诊见到患者第一句话问她有多长时间没吃烧干蟾了，患者告知3天，因为未买到药物故而未能服用，而且也就是这三天便血增多。我告诉她必须口服烧干蟾，而且口服清理肠道方。口服清理肠道方开始会引起大便增多，之后大便次数会慢慢减少，患者无奈地看着我，诉说其主管医生认为这病要能好的话最快4个月，最慢也要8个月，她打算要是治不好的话直接把肠炎发病部分截掉算了，省得好不了活受罪。我坚定地告诉她，最慢半个月也能明显缓解。

　　我按原方案治疗，便血日渐减少。

　　后某晚其夫打电话说患者肛门灼痛，排便时更甚，不能端坐，压迫肛门时更难以忍受，请肛肠科会诊认为是肛瘘，目前无办法手术，而且没办法指诊。我用八字平衡疗法百会合谷刺、天突与大椎穴刺血拔罐，第二天肛门灼痛缓解，连用数日后症状消失。

后又排气时即大便，腹胀如鼓，气在肠内转动，遂在上巨虚、下巨虚刺血拔罐治疗，2次后症状缓解。

之后动则排便，考虑中气不足，用黄土汤加蒲黄炭、烧干蟾，大便正常，肠镜检查基本正常。

之后肛门痒而排便次数增多，用夏枯草、当归、蜈蚣、芒硝、熊胆粉外洗，3日症状消失。

我接手治疗后前后不足1个月，患者出现症状之多、之重，前所未见，实在是疑难放射性肠炎的艰难治疗之旅。

按语：放射性肠炎现代医学治疗方法不多且疗效差，用中药清理肠道方有效。

药物组成：煨葛根（先煎）30g，黄芩9g，桃仁9g，丹皮12g，赤芍9g，陈皮6g，生薏苡仁30g，马齿苋30g，败酱草30g，芒硝10g，水煎服，每日1剂。

放疗引起的腹胀黏液便仅用马齿苋50g，水煎服即有效。

肿瘤便血：烧干蟾煎水口服。

肛门内灼热疼痛：天突周围刺血、百会合谷刺有效；如无效，配合长强、会阴针刺。

肛门痒是湿热，用夏枯草、当归、蜈蚣、芒硝、熊胆粉外洗。

动则便血，属气虚，用黄土汤。黄土汤成分为甘草、干地黄、白术、附子（炮）、阿胶、黄芩各 3 两，灶心黄土半斤，水煎服，灶心土可用赤石脂代替。

注意治疗放射性肠炎应予积极通便，不能用收敛药物收涩大便，大便不出反而不适。

二、便秘

（一）中药外用

可用小茴香 20g，肉桂 10g，干姜 20g，生大黄 10g，川椒目 10g，吴茱萸 10g，水煎 2 次，去渣，留汁，浓缩成稠膏。每次取少许，敷脐，外置伤湿止痛膏，外用热水袋热敷，每日 1 次，每次至少 12 小时以上。

蜜煎导对大便干燥者效果好于开塞露、甘油灌肠剂，制法用蜂蜜 2 两，放于平底砂锅中，小火煎煮，待水分散去后灭火，待温后搓成直径 1cm、长约 3cm 的柱状蜜煎导，每次可将蜜煎导置入肛内，每日可多次。

（二）针灸

1. 针刺　选支沟、足三里、中渚、丰隆，用泻法，或左腹结皮下埋针也可治疗便秘。

2. 刺血拔罐　腰骶部位腧穴周围结节刺血拔罐对便秘有神效。

3. 艾灸　用艾灸神阙、腹结等穴治疗便秘也有良效。

（三）典型病例

蜜煎导治疗肺癌顽固型便秘验案

王某，女，74岁，北京人。

患肺腺癌晚期，未能手术、放疗，化疗后便秘，数日未行，大便干结，每次由子女用手抠出数枚，口服通便药如杜密克、通便灵、芪蓉润肠口服液等无效，遂告知蜜煎导治法，后大便排出通畅。

按语：中医治疗便秘方法众多，效果满意，可大家对医圣的蜜煎导关注不够，其实蜜煎导对老年性的排出无力性便秘、大便干燥效果很好。

第六节　口腔炎、口腔溃疡、吞咽困难

持续化疗及头颈部肿瘤放疗极易引起口腔炎、口腔溃疡，严重者可影响进食。现代医学对此尚无良策，我们可从中医学中发掘一些经验方。

一、中药漱口

对口腔炎、口腔溃疡，中医整体辨证较难，效果亦不明显，可用康复新口服液漱口，有一定疗效。

也可用我的经验方二香油外涂。

药物组成：九香虫 10 只，香油 50mL。

制法：将香油加热再放九香虫，待九香虫变黑色后，停止加热去九香虫，留油备用。该油止痛效果明显，并可显著减少口腔溃疡发作次数，延长发作间歇期。对合并感染者可口服抗生素。

二、针刺、刺血拔罐

放疗后吞咽困难，可在颈椎太阳经旁找结节，刺血拔罐。舌痛、咽炎，可从天荣向舌根部针刺。

三、功能训练和饮食护理

头颈部肿瘤放疗时，要练张嘴，每天坚持不停地练，2000 次以上，不然放疗后嘴就难以张开了；要转颈，也要大角度转颈，每日 2000 次；饮食宜清淡、好消化、有营养，可进些半流食。

四、典型病例

案 1　喉癌放疗后咽喉肿痛、口腔溃疡验案

秦某，男，82 岁，中央乐团歌唱家，北京人。

喉癌放疗后咽喉肿痛，不敢进食，每日靠利多卡因凝胶能进少量液体食物，形体明显消瘦，苦不堪言，舌嫩红，脉细数。辨证为心肾不交，心火上炎。

予康复新口服液漱口含咽，二香油涂抹局部溃疡，封髓丹加元胡、金银花、赤芍、锦灯笼等药。

7 天后喉痛好转，溃疡面明显缩小，能进半流质食物，面色转润，1 个月后恢复正常。

案 2　鼻咽癌放疗后舌痛验案

田某，女，39 岁，北京人。

患鼻咽癌，曾放疗，之后舌体疼痛，尤其冷热刺激时痛感明显加重，舌红，苔薄，寸脉浮滑，与导赤散加味无效。建议针刺治疗，学生易健敏在神门、孔最、天荣穴针刺，针刺神门后疼痛开始减轻，针孔最疼痛减轻80%，在天荣穴进针刺向舌根部时疼痛消失。之后未再出现舌体疼痛。

案 3　NHL 化疗后急性咽喉炎验案

张某，男，78 岁，北京人。

患大 B 细胞非霍奇金淋巴瘤，化疗第二天出现声音嘶

哑难以出声，不能进食，吞咽困难。急请耳鼻喉科会诊，考虑急性咽喉炎，建议咽喉部喷用激素类药物，2小时后未见缓解，症状越来越重，我当时恰在值夜班，遂让学生刘为易、田叶红等在大椎穴刺血拔罐，不足10分钟，患者咽喉部觉得轻松，第二天早晨患者正常。

第七节 骨髓抑制

绝大多数抗肿瘤药物及放疗均可引起程度不同的骨髓抑制，表现为白细胞、血小板及红细胞、血红蛋白减少，主要是白细胞尤其是粒细胞减少最为显著。首先我们必须明确：什么药能引起骨髓抑制？多长时间出现骨髓抑制？骨髓抑制的程度？持续多长时间？这些是最基本的问题，肿瘤科医生应当全面了解，以便告诉病人何时复查血常规，做到心中有数，提前做好准备，从而避免不良后果。

为什么化疗后会出现骨髓抑制？其原因在于恶性肿瘤细胞不同于正常细胞主要在于其异常增生能力，化疗药最初的设计就是要杀灭增殖快的细胞，而骨髓细胞相对于其他正常细胞，增殖较快，所以化疗药物会出现骨髓抑制，影响血象。

骨髓抑制如何治疗？目前西医应用最多的是粒细胞集落刺激因子（G-CSF），它本身不造血，只是促进粒细胞成熟尽快释放到外周血液中，多次应用后就会失去疗效。国外还有粒细胞巨噬细胞集落刺激因子（GM-CSF），它会促进骨髓增殖，但不促进粒细胞释放到外周血液中。

在中医圈内存在一个误区：把白细胞、血小板、红细胞的治疗混为一谈，认为白细胞、血小板、红细胞下降皆属中医的血虚，当补益气血。这种治疗针对性不强，效果不好。仔细研究可以发现：白细胞、血小板、红细胞各有其特点，故在治疗上不可一概而论。我最早从理论上认识到白细胞和卫阳有关，血小板和肝脾有关，红细胞和脾肾有关。正确认识了中西医对应的理论后，合理正确应用中药升白细胞效果快且持久；刺血拔罐升高血小板效果好、且快；中药口服升血红蛋白也有较好疗效。

一、白细胞

（一）理论探讨

中医升白当首先从理论上重新认识，故重新分析了白细胞减少特有的生理特点、临床症状和治疗规律，进而发现了其与中医"卫阳"理论的相关性。

1. 从白细胞减少的临床症状上讲，白细胞低的患者怕冷、多汗、面白、乏力、易外感邪气，重度白细胞减少可出现嗜睡，属中医卫阳不固，阳气亏虚范畴，而非单纯气虚或某一脏腑亏虚。这些都与中医的阳虚表现比较一致。

2. 从白细胞寿命上讲，白细胞中粒细胞占多数，其生理特点是在循环中只停留 6 ~ 8 小时，而在机体中最多不超过 3 ~ 4 天，远比血小板 7 ~ 14 天和红细胞 120 天的细胞周期短，故而白细胞容易恢复。中医讲"阳易骤升、阴难速成"，打个比方，一个人没吃饭会冷这是阳虚，喝碗热粥或热汤很快不冷了，阳气就补上来了，故白细胞相对于红细胞、血小板属阳。这与中医所言"阳易骤升，阴难速成"理论一致。

3. 从白细胞日节律特点上讲，白细胞一天的周期变化与阳气的运行特点有很大关系。每日凌晨白细胞较低，而 14 时左右较高。从中医角度，应用天人合一理论，《素问·生气通天论》云："故阳气者，一日而主外，平旦人气生，日中而阳气隆，日西而阳气已虚，气门乃闭。"凌晨白细胞偏低恰为机体阳气不足之时，14 时左右较高恰为"日中而阳气隆"之时。这与阳气日中则隆盛的变化是对应的。

4. 从白细胞功能上讲，白细胞的生理作用为吞噬和免疫功能，从而实现防御和保护作用。而中医卫阳的主要作用为抗御外邪，《黄帝内经》："卫气者，所以温分肉，充皮肤，肥腠理，司开阖者也。""卫气得复，邪气乃索。"故白细胞与卫阳有关。

5. 白细胞升高，临床多见于感染等疾病，治疗以抗生素抗感染为主，而中医多投以清热解毒之品，清热解毒药多为苦寒之品，易伤阳气。间接反证了白细胞降低，证属阳相对不足，卫阳虚弱。

根据以上 5 点，说明白细胞与阳气有关，尤其是卫阳。那么白细胞低，就应该补阳气、补卫阳。因此可寻求扶助卫阳的方法，以达提升白细胞的效果。卫阳从哪儿来？有两个说法，一个是从下焦来，一个是从命门来，《黄帝内经》里谈到大多是从下焦来，从下焦通过肺布达全身，故而要补下焦。

（二）治疗

1. 艾灸　艾灸气海、关元、足三里，每穴每次 30 分钟，一般 3 天后白细胞可升至正常。

艾灸选穴，第一要穴是关元。什么是关元？就是关住元气、藏元气的地方。灸关元能充养元气。关元位于任脉，任脉为阴脉之海，灸关元还能补阴，以阴中求阳，并且关元是小肠的募穴，人体主要靠小肠吸收营养，故关元是升白的一个很重要穴位。第二要穴是气海，气海是气所聚集、居住的地方，补气海就能补肺气，肺气足则肺的宣发功增强，从而使阳气布散全身。为什么加足三里呢？取后天补先天之意。

2. 药灸　附片、血竭、当归、干姜、肉桂、冰片、黄芪等份，以温阳为主，研细末，取适量，敷脐，外用艾条灸治，每日 1 次，每次 1 小时。此方法也有很好疗效。

（三）典型病例

卵巢癌多程化疗后白细胞降低验案

朱某，女，57 岁，北京人。

卵巢癌术后复发，经过 30 多次全身化疗后，白细胞为 $0.8 \times 10^9/\text{mL}$，反复肺部感染，诸多中西药物无效，患者怕冷，要求住阳面病房，食欲差，易感冒，舌暗红，脉细。

艾灸气海、关元、足三里，每次每穴 30 分钟，每天 1 次。

3 天后白细胞升至 $4.5 \times 10^9/\text{mL}$，之后化疗未再出现过白细胞下降。目前已全身化疗 50 次。

按语：自从 2012 年 CCTV-4《中华医药》节目连续播出"艾灸元气巧升白""国医奇术"后，大量国内外白细胞低下的患者来诊，绝大多数患者应用艾灸、药灸升白效果满意。起效的关键是艾灸必须是悬灸或麦粒灸，必须是以皮肤耐受为度，艾灸时间每穴必须灸够 30 分钟。中医升白与西医的集落刺激因子升白不一致，中医升白是补肾填髓，髓满外溢到外周血中来升白，是促进身体自己造血功能而升白。

如何将粒细胞调到外周血中，中医界自古至今没人研究，我们曾用刮痧方法将粒细胞迅速调到外周血中，具体认识与思路将在我的下一本著作《黄金昶肿瘤科临床查房实录》中有详细讲述。

二、血小板

血小板寿命为数天，有抗凝血作用，在中医理论中，与凝血相关的脏腑主要是肝和脾，脾能运血、肝能藏血，全身血液的正常运行，通过肝脾的运藏结合达到平衡。肝脏、脾脏的功能与血小板功能密切相关，故可以通过调理脾俞、肝俞升高血小板。

（一）刺血拔罐艾灸

脾俞、肝俞、膈俞等及其周围皮下结节刺血拔罐、艾灸，3 日 1 次。每周血小板可升高 2 万左右。该方法简单实用，较 IL-11 要快一些。中药选择养血、补气、凉血之品，补气血以调肝脾，用凉血药预防出血。

（二）典型病例

卵巢癌健择化疗后血小板下降验案

杜某，女，68 岁，北京人。

为卵巢癌腹盆腔广泛转移，曾在某医院化疗多次，无效，病情继续进展，经亲戚介绍来我处化疗，配合中药、火针治疗。化疗方案中含有健择，化疗到第二周期第一天健择后，复查血象发现血小板进行性下降，在肝俞、脾俞周围刺血拔罐，血小板仍继续下降，达到 $61 \times 10^9/L$，给予 IL-11 皮下注射 7 天后血小板降至 $37 \times 10^9/L$，停用 IL-11，让学生田叶红、赵伟鹏继续在肝俞、脾俞及周围皮下结节处刺血拔罐，告知穴位必须找准。3 天后血小板迅速升至 $89 \times 10^9/L$，5 天后复查血小板正常。患者腹盆腔肿瘤明显缩小。

按语：曾有因为血小板低下学生不敢刺血拔罐的经历，事实上在脾俞、肝俞及周围皮下刺血拔罐不会引起出血不止，只要选穴准确、到位，血小板会迅速升至正常，效果远比 IL-11 好。

三、血红蛋白

红细胞寿命长，约一百多天，主要的作用是携带氧气。携带的氧气，是通过肺来置换的，故而红细胞与肺密切相关。中医认为肺气不会自生，要靠脾来化生，有个专业词语叫培土（脾）生金（肺）就是这个意思。红细胞寿命长，红细胞受损应该是久病才可伤及，在中医叫做病久及肾，可见血红蛋白与脾肾密切相关，而且现代医学研究发现肾内有促红细胞生成素。所以升血红蛋白要靠补脾滋肾。补脾、补肾可以充养肺气，脾胃为气血生化之源，肾元为五脏六腑原动力，肺气恢复了血红蛋白才能上来。口服金匮统元方（见《黄金昶中医肿瘤辨治十讲》相关章节），每日1剂。一般10天后血红蛋白可在原基础上升高2g左右。

此外，大家看看血小板、白细胞、红细胞的安排很有意思！它们的分工很细，红细胞相当于皇帝，寿命长，最不容易受伤；血小板相当于大臣，不容易被替换；白细胞相当于卫兵，随时可以调换。中医讲，卫行脉外，营行脉内。看看血管内的血液，白细胞是在外面，相对偏热，比较活跃，可四处游走，是卫兵，保护血小板和红细胞，同时保证氧气输送全身；血小板，劝谏皇帝，督促其工作，不让其懈怠，表现为防止红细胞聚集和凝血；红细胞作为一国之君，携带氧气营养全身，即所谓的"皇恩浩荡"。三者各司其职，各有所用，协调工作，从而保证血液的正常活动。

（一）刺血拔罐

选脾俞、肾俞、肺俞、心俞及皮下结节刺血拔罐。

（二）典型病例

尚未实践。

按语：从理论上讲在脾俞、肾俞、肺俞、心俞及周围皮下结节刺血拔罐会升高血红蛋白。

第八节　心脏毒性

因"化疗伤心"者并不少见，现代医学针对不同情况对症处理。中医药在防治化疗心脏毒性方面发挥着重要作用。

一、针灸治疗

1.针刺　选内关、足三里、神门、大陵等穴位针刺，用泻法。

2.艾灸　艾灸虚里，每日1次，每次30分钟。

对严重心血管疾病体质差的患者可予膀胱经大灸，7天1次，对恢复体质、缓解心血管患者症状有很大帮助。

二、推拿按摩

用力按揉心俞、肺俞等穴，可迅速缓解不适症状。

用生物全息疗法按压心脏相关部位，对轻微心悸、胸痛者能迅速改善症状。

沿肱二头肌手少阴经循行线的压痛点和极泉、神门等穴按压亦可。

三、典型病例

案 1　化疗引起的房颤验案

杨某，女，69 岁，北京人。

为左上肺肺腺癌患者。因患者有不稳定性心绞痛，经会诊可以化疗，经过 TP 方案化疗后心脏未出现不适症状，之后换培美曲赛化疗方案，化疗当日即出现房颤。

急予心俞穴强力按压，心前区疼痛症状消失，心率渐平稳，心内科会诊经治疗后房颤复律。

之后每次化疗同时静脉滴注丹参注射液、参麦注射液，未再出现心脏疾患。

案 2　化疗后憋闷欲死验案

胡某，男，51 岁，北京人。

为肺鳞癌术后化疗患者，既往有心肌缺血病史，予 GP 方案化疗后因情绪波动出现胸闷、心堵在咽喉，面色㿠白，甚是惊慌。正值我们连班，学生易健敏在患者左侧肱二头肌手少阴经上压痛点处点压，不到一分钟患者即觉胸闷好转，不足 2 分钟患者自述"心脏复位了"，出现灿烂笑脸。

案 3　帕米磷酸二钠引起的心动过速验案

梁某，女，75 岁，北京人。

为乳腺癌骨转移患者，每次静脉滴注帕米磷酸二钠时，心悸（心率 120 ～ 140 次 / 分）、乏力，卧床 2 天后可自行缓解，为此恐惧应用帕米磷酸二钠。

因为帕米磷酸二钠药物偏凉，治当"寒者热之"。在每次用帕米磷酸二钠前一天艾灸虚里，每天 1 次，每次 30 分钟。

后来患者告知，经艾灸后未再出现心悸乏力等症，而且双腿有力，非常精神。

第九节　肾脏毒性、膀胱炎

化疗引起的肾毒性虽不常见，一旦引起则很难纠正。目前阿米福汀预防顺铂肾脏毒性有很好作用（但该药引起呕吐等副反应较大）。在阿米福汀面世之前，中药在防治肾毒性方面发挥了重要作用，在我科近 30 年化疗过程中从未出现一例由化疗引起的肾衰竭。

一、针灸治疗

1. 灸法　对膀胱经进行大灸，7 天 1 次，虽不能根治，但可明显缓解尿毒症。

2. 针刺　可在肾脏腰部体表对应部位围刺，此可改善肾功能。

因化疗出现膀胱炎的药物主要是异环磷酰胺，美司纳可防治其副反应。

但膀胱癌膀胱灌注也会引起膀胱炎，治疗比较棘手。宫颈癌、直肠癌放疗也可引起放射性肠炎与放射性膀胱炎。中医学对此有很好疗效，主要应用针刺疗法，选用石门、水道、归来、中极、横骨、地机，强刺激，每日 1 次，每次 30 分钟。

二、典型病例

案 1　针刺治疗肾衰少尿验案

王某，女，38 岁，北京人。

患卵巢癌腹盆腔广泛转移，瘤体巨大，压迫双侧输尿管，导致小便减少，每日小便量 80 ~ 150mL，请泌尿外科会诊，外科认为无法在输尿管植入支架，建议对症处理，必要时可以透析。患者拒绝任何有创治疗，遂让学生田叶红、易健敏在患者腰部肾脏对应的体表部位毫针围刺，当日小便量增至 800mL，每日针刺 1 次，直至 1 个月后，小便量一直维持在 800 ~ 1000mL。

案 2　针刺治疗宫颈癌放疗后膀胱炎验案

程某，女，48 岁，山东人。

患宫颈癌，术后曾局部放疗，放疗后出现放射性膀胱炎，平素偶有小腹疼痛，小便时加重，不能憋尿，遂在石门、水道、归来、横骨、关元、中极等穴芒针针刺，平补平泻，每日 1 次，每次 30 分钟，10 分钟行针 1 次。1 次后症状大减，5 次后症状消失。

第十节　中枢性及周围性神经毒性

化疗药引起的中枢性及周围性神经毒性也较常见，中医学对部分症状有很好疗效。

一、手足综合征

许多化疗药如草酸铂、紫杉醇、诺维本等皆可引起手足综合征，现代医学研究认为主要原因是钙离子通道关闭失常，中药治疗很简单，效果较好。

（一）中药外洗

奥沙利铂容易引起手足麻木，其程度与药物累积剂量相关。现代医学研究发现其原因主要为钙离子通道关闭失常所致，用中药煎水外洗效果满意。

药物组成及用法：炙黄芪 30g，桂枝 10g，赤白芍各 15g，当归 12g，鸡血藤 30g，红枣 10g，茯苓 12g，土鳖虫 3g，豨莶草 30g，每日 1 剂，水煎服。或加川乌、草乌各 10g，水煎，洗手足多次，每日 1 剂。痒者加首乌 40g，防风 30g。此为《金匮要略》的黄芪桂枝五物汤加减。

其他还有紫杉醇、希罗达也可引起手足麻木，这两种药物引起的手足麻木用上述方法有时效果不好，缘由是该手足麻木可能是由湿热阻络引起，可使用下方：

地龙 15g，苍耳子 12g，防己 12g，滑石 15g，秦艽 10g，丝瓜络 10g，蚕砂 12g，黄连 3g，威灵仙 30g，海风藤 30g，苍术 10g，薏苡仁 30g，艾叶 10g。每日 1 剂，水煎洗手足，可每日洗手足多次。此方来自于吴鞠通治疗湿热阻络的方子。

（二）刺血与艾灸疗法

对于急性手足麻木，在十指肚、十趾肚三棱针刺血，尽力挤出血液，可迅速缓解化疗引起的手足综合征，一般 1 次见效；如无效，可中药外洗与刺血并用；如仍无效，可再配合艾灸涌泉穴、劳宫穴，每次 30 分钟，每日 1 次。

（三）典型病例

案 1　黄芪桂枝五物汤治疗手足麻木验案

彭某，女，50 岁，重庆人。

为乳腺癌术后，行 TCF 方案化疗，化疗过程中手足麻木、足心痒，只能像兔子样跳跃性行走。中医辨证为血虚生风络阻。

用炙黄芪 30g，桂枝 10g，赤白芍各 15g，当归 12g，鸡血藤 30g，红枣 10g，茯苓 12g，土鳖虫 3g，豨莶草 30g，川乌 10g，草乌 10g，首乌 40g，防风 30g。每日 1 剂，水煎外洗。3 天后症状消失。

案 2　刺血治疗手足麻木验案

郭某，女，31 岁，河北省石家庄人。

为甲状腺癌肺转移患者，用 TP 方案加泰新生化疗，化疗过程中出现手足麻木。中医辨证为血虚寒凝、瘀毒阻络。

在手指、足趾的指（趾）尖放血，一次症状明显减轻，之后未再刺血，4 天后症状消失，即使再次化疗也未出现类似症状。

二、膀胱麻痹、排尿障碍

尿失禁，在肿瘤患者的临床比较常见，或因骶尾神经受侵，或因膀胱癌反复灌注引起，主要为肾虚，偶应用露蜂房烤炭口服有效，但大多数患者无效。我多采用如下方法，效果满意。

（一）针灸治疗

在骶尾椎旁相关穴位及穴位周围结节刺血拔罐，或艾灸长强穴，往往刺血拔罐 1 次见效，艾灸长强穴 3 天起效，皆较药物起效快。

长强穴，含循环无端强壮之意，在尾骨尖端下，尾骨尖端与肛门连线的中点处，为督脉之络穴，为交通任督二脉之要穴，为阳气原动力。艾灸长强可壮元阳、滋元阴，故而能治疗肾元不足的尿失禁。每日 1 次，每次 30 分钟，在治疗尿失禁的同时，可以强壮身体。

（二）典型病例

案 1　刺血拔罐治疗排尿困难验案

潘某，女，38 岁，河南省鹤壁人。

为乳腺癌术后腰 4、5 椎转移患者，MRI 显示肿物略压迫神经根出现脊髓压迫症状，大小便困难，右半侧臀部疼痛，尾骨到足跟麻木。辗转全国各地，遍请名医，病情不轻反重，丧失生活信心。

来诊后我让学生张巧丽、赵伟鹏、田桢等在骶尾椎旁相关穴位及穴位周围结节刺血拔罐及艾灸 1 次。当晚大小便通畅，臀部疼痛减轻，麻木好转，回家后自己继续刺血拔罐艾灸，半个月后右半侧臀部疼痛消失，只有尾骨麻木，没有酸痛感觉，1个月后坐卧走都没问题，只是感觉不对劲，轻轻跺脚，脚后跟及小腿有麻木的感觉。

案2 艾灸长强穴治疗排尿困难验案

田某，男，65岁，北京人。

膀胱癌术后，反复膀胱灌注，出现膀胱麻痹，小便失禁，每日24小时佩戴尿不湿，自嘲变为儿童。

用艾灸长强穴，每日1次，每次30分钟。

2天后白天小便自知，能控制，夜晚仍小便失禁，继续艾灸10天后，小便失禁治愈，从此之后小便正常。

三、听神经损害

鼻咽癌放疗或应用含顺铂方案化疗，可出现听神经受损，表现为听力下降。急性听神经损害可立即给予小柴胡汤口服，有一定疗效，但不如局部刺血拔罐效果好。

（一）相关穴位刺血拔罐

配合下关、听宫、医聪穴梅花针点刺出血拔罐，一般听神经损害引起的耳鸣、耳聋可迅速治愈。

（二）典型病例

刺血拔罐治疗放疗后听力下降、耳聋验案

张某，男，60岁，四川省什邡市人。

这是我在 2009 年四川汶川地震援建时治疗的患者。患者因鼻咽癌放疗后引起右耳听力下降，直至耳聋，同时发现外耳道出血后则听力稍有恢复。我考虑放疗是热邪，鼻咽癌放疗出现的耳聋是由于热邪损伤耳部神经而引起，当耳道出血热随血而外泄，故耳聋减轻。

予下关、风市刺血拔罐。起罐的同时即见明显减轻，2 次后听力基本正常。

四、视神经受损

化疗过程中可引起视神经受损，轻者表现为偏盲，重者失明。

（一）刺血拔罐

可在患侧太阳穴梅花针点刺出血拔罐，每日 1 次。有一定疗效。

（二）典型病例

柴某，女，45 岁，湖北人。

患恶性淋巴瘤，经过 6 次化疗后眼睛逐渐失去视力，于 2012 年 6 月初来诊。自述近半个月几近失明，眼睛外表正常，转动自如，但眼前看见活动的物体像一团模模糊糊的影子，没有颜色，没有大小，没有亮暗……我告诉学生田叶红"用梅花针叩刺太阳穴后再拔罐"，几分钟后流出了很多黑紫色的血块，旋即患者近处能看清医生面容，远处能看清女儿，自己坚持走出诊室，激动心情难以言表。

第十一节　靶向药物导致的手足皲裂、皮疹及脓疱

靶向治疗已成为肿瘤的主要治疗手段之一，靶向治疗药物可引起皮疹、手足皲裂。

一、中药外洗

靶向药物易瑞沙（吉非替尼）、特罗凯（厄洛替尼）等容易引起手足皲裂、疼痛，不能接触酸碱性液体。可用下方外洗：

紫草 15g，生地 30g，玄参 20g，白及 10g，百合 20g，桑叶 10g。每日 1 剂，水煎外洗，一般 10 天后症状消失。

许多靶向治疗药物会引起红色皮疹，有的非常严重，部分长在面部影响美观，可用土茯苓、连翘、金银花、苦参、夏枯草、丹皮等药，水煎，用纱布蘸药水，敷在病患处。每日可多次。

二、典型病例

案1　吉非替尼致手足皲裂验案

王某，女，65岁，北京人。

主因右肺中分化腺癌术后1年余，出现双肺及胸膜转移。口服吉非替尼3个月时，患者双手双足皲裂，指（趾）处明显，皲裂处偶见渗血，不敢接触碱性液体。

此为肺燥水亏，予用紫草15g，生地30g，玄参20g，白及10g，百合20g，桑叶10g，每日1剂，水煎外洗。30天后皲裂消失，皮肤完好如初，之后未再出现皲裂。

案2　厄洛替尼致头面部痤疮验案

林某，女，48岁，北京人。

主因左肺腺癌术后3年余，肺内出现结节影，CEA为110ng/mL，曾与培美曲塞化疗4周期，效果不明显，遂改为口服厄洛替尼。口服1周后在面部、颈部、头发内多发红疹，高出皮肤，色红略暗，大者不足5mm，上偶见淡黄色脓点，边界清，触痛。

此乃血分湿热，予土茯苓30g，连翘10g，金银花30g，苦参10g，夏枯草10g，丹皮10g等药，水煎，用纱布蘸药水，敷在病患处，每日可多次。14天后红疹明显消退，多数消失，皮色变得暗红，未出现新皮疹，之后一直口服厄洛替尼，间断外敷上药，至今1年余未再出现皮疹。

【附篇】

第一章 常见肿瘤的治疗基本方

每个肿瘤的治疗都有自己的基本规律，掌握了这个基本规律用药大多有效，下面介绍我常用的治疗肿瘤基本方。

一、肺癌基本方

煅海浮石50g，白英20g，百合30g，知母20g，砂仁（后下）10g，干姜10g，熟地30g，生黄芪50g，焦山楂30g，当归2g，升麻3g，地龙10g，山茱萸30g，壁虎（打）30g，蜈蚣3条，红豆杉6g。

二、胃癌基本方

清半夏10g，炒黄芩10g，黄连3g，干姜10g，潞党参15g，蜈蚣3条，藤梨根30g，白术10g，壁虎（打）30g，鸡内金30g，茯苓30g，桂枝10g，生黄芪30g，当归20g，白芍20g。

三、乳腺癌基本方

当归15g，白芍15g，赤芍15g，柴胡5g，茯苓20g，炒白术 15g，薄荷（后下）10g，蒲公英 20g，荔枝核 15g，橘核 15g，山慈菇 15g，青皮 6g，壁虎 30g，焦山楂 30g，红豆杉 6g。

四、肝癌基本方

当归 30g，白芍 30g，山茱萸 30g，桂枝 10g，川椒 6g，党参 15g，生黄芪 30g，龟甲 15g，蜈蚣 3 条，虎杖 30g，壁虎 30g，龙葵 15g，八月札 15g，鸡内金 20g，炒白术 15g，干姜 10g。

五、胆囊癌基本方

当归 15g，白芍 15g，山茱萸 30g，桂枝 10g，川椒 6g，党参 15g，生黄芪 30g，龟甲 15g，蜈蚣 3 条，虎杖 30g，壁虎 30g，龙葵 15g，鸡内金 20g，炒白术 15g，茵陈 30g，广金钱草 30g，香附 10g。

六、胰腺癌基本方

乌梅 50g，细辛 3g，干姜 10g，制附片（先煎）10g，川椒 6g，当归 15g，黄柏 10g，黄连 3g，党参 15g，桂枝 15g，白芍 30g，生黄芪 30g，壁虎（打）30g，蜈蚣 3 条，土茯苓 30g。

七、肾癌膀胱癌基本方

土茯苓 30g，蜈蚣 3 条，菊花 15g，熟地 30g，砂仁（后下）10g，山茱萸 30g，山药 20g，丹皮 15g，泽泻 20g，生黄芪 30g，肉桂（后下）10g，夏枯草 10g，壁虎 30g，红豆杉 6g。

八、肠癌便秘者基本方

苦参 20g，炒黄芩 15g，当归 15g，马齿苋 30g，红藤 10g，党参 15g，白术 15g，茯苓 20g，甘草 3g，陈皮 10g，清半夏 10g，蜈蚣 3 条，干姜 10g，白芍 15g，生黄芪 30g，焦山楂 30g，壁虎 30g。

九、肠癌腹泻者基本方

党参 15g，白术 15g，茯苓 20g，生黄芪 30g，甘草 3g，陈皮 10g，清半夏 10g，蜈蚣 3 条，干姜 10g，白芍 15g，当归 20g，乌梅 30g，石榴皮 15g，焦山楂 30g，壁虎 30g。

十、四肢骨肉瘤基本方

熟地 30g，砂仁（后下）10g，山茱萸 30g，山药 20g 泽泻 15g，丹皮 15g，生黄芪 30g，土鳖虫 3g，补骨脂 30g，党参 15g，焦山楂 30g，炙麻黄 3g，白芥子 10g，野菊花 15g，当归 15g，桂枝 10g，茯苓 30g，独活 30g，怀牛膝 30g。

十一、脑瘤基本方

白蒺藜 15g，川芎 30~40g，清半夏 15g，藁本 10g，野菊花 10g，蜈蚣 6 条，全蝎粉 6g，僵蚕 10g，生赭石（先下）60g，怀牛膝 30g，黄芪 30g，党参 15g，壁虎 30g，胆南星 15g，郁金 10g，石菖蒲 10g，地龙 15g。

十二、子宫颈癌基本方

生地 30g，白芍 20g，玄参 15g，车前子 30g，知母 20g，黄柏 6g，苍术 10g，柴胡 10g，炒黄芩 10g，槐花 15g，槐角 15g，小蓟 10g，大蓟 10g，金银花 30g，壁虎 30g，急性子 30g，蜈蚣 3 条，半夏 10g。

第二章　肿瘤患者饮食指导原则

一、肿瘤患者的饮食原则

适当的营养治疗既可改善患者的营养状况，使患者的免疫力、抗癌能力增强；又能提高肿瘤患者对手术治疗的耐受性，减少或避免手术的并发症，使术后伤口能够如期愈合；提高肿瘤患者对放疗或化疗的耐受力，减轻其副反应。

癌症患者饮食疗法主要的原则如下：

对于已有营养不良表现的患者，应给予辅助性营养治疗，如适当增强膳食营养，必要时辅以肠外营养。

癌症患者的体重可作为衡量蛋白质和热量摄入是否足够的指标。体重标准可按年龄、身高计算，或与患者治疗前后作自身对照。癌症患者除一般正常的需要量外，还需要增加大约 20% 的蛋白质及热量。

多食富含维生素 A、E 及 B 族维生素的食物。胡萝卜和维生素 E 都有防治癌症的作用，B 族维生素虽然不直接抗癌，但能调节人体多种生理功能，是人体新陈代谢所必需的。

中医营养学认为，癌症患者的饮食疗法，宜根据食物本身的四气五味，结合患者的情况，实施"辨证施食"。癌症患者多因正气不足而发病，再加之手术、放疗、化疗等又往往损伤正气，所以扶正食品在癌症患者饮食中的作用尤为重要。

总的来说，癌症患者宜多食富含纤维素的饮食，坚持低脂肪饮食。癌症患者要忌食发霉食物、烧焦的肉类、油炸的食物、盐腌食物、久存腐败的蔬菜等。

二、癌症患者的忌口

1. 中医强调"忌口" 忌口是指患者对某些饮食的禁忌。中医很重视忌口。最早的医书《黄帝内经》就已经记载了食物的"五味所禁"。《金匮要略》中说"所食之味，有与身为害"，这个"与身为害"就是饮食不当，将对身体不利。避免这种不利，就是"忌口"。现代医学也认识到大肠癌的发生与患者过多进食红肉有关。忌口是疾病调护的重要内容。对癌症患者来说，尤其应把忌口贯穿于疾病治疗和康复的全过程。

首先要注意忌口与病情所属中医病性及发病诱因、成因的关系。要针对疾病的寒、热、虚、实等证候，结合食物的性、味，全面加以考虑。凡与病不利的饮食皆应忌食。
如皮肤癌溃疡禁食荤腥发物；肺癌禁食寒凉与辛辣；水肿
禁盐；黄疸禁食脂肪；温热病禁食辛辣热性食物；寒病忌
食瓜果生冷。（观甲印可知饮食宜忌：甲印多于七八个者
易上火，慎食或不食辛辣热性食物；甲印4个以下者，慎
食或不食生冷之品）口腔、咽喉、食管、胃、肠、肝、胰
等消化器官肿瘤患者，少食或勿食荤肥厚味、油炸食品。

中医认为放疗为热毒之邪，最易耗伤津液，出现胃阴
不足症状：如口干纳少，舌光红无苔，时有恶心。这时应
禁忌辛热、香燥伤阴的药物和食品，可多吃蔬菜、瓜果等
寒凉的食物，但不可过多，否则会影响患者的胃肠功能。

其次要注意服药时忌口，例如患者正在服用健脾和胃、
温中益气的中药，但饮食却摄取性凉滑肠之食品，显然这
样就不合适。

关于民间所说的"发物"忌口问题在此有必要提及。
所谓"发物"，是指能使疾病加重或诱使疾病加重的某些
食物。现代医学认为，发物导致疾病加重有些是与过敏性
有关系，如哮喘、荨麻疹等；有些是与外科疾病如疮疡、
风疹、疹毒等有关。发物多指水产品中的带鱼、鲤鱼、鳝鱼、
蛤蜊、螃蟹、虾、海参；畜肉类的羊肉、狗肉、驴肉、马肉；
蔬菜中的韭菜、芹菜、香菜、茴香等。这些发物中多数食

物性温，香燥，食后会助热生火，对患有性质偏热的肿瘤
者如头颈部肿瘤、乳腺癌、前列腺癌、外阴癌、肛管癌、
宫颈癌、体表恶性黑色素瘤等人群不适宜；螃蟹、海参等
海中之品乃大寒之物，对患有性质偏寒的肿瘤者如胰腺癌、
卵巢癌等人群不宜。某些动物中药含异体蛋白，可引起过敏，
应用时也应注意。

　　总之，肿瘤患者的忌口还应该因病而异，因人而异，
因治疗方法而异。不能笼统地机械地规定能吃什么、不能
吃什么。癌症患者在饮食方面要注意遵循那些传统的有科
学依据的忌口习惯，而对于那种过分苛求忌口，甚至故弄
玄虚的做法则不必言听计从。因为这也"忌口"，那也"忌
口"，甚至鸡蛋、豆腐、蔬菜都不敢吃，忌口到最后，患
者的营养状况会日趋恶化，不利于治疗康复。

　　2.现代医学也有"忌口"　西医一般不明确提倡忌口，
但也强调饮食对疾病的影响，许多内容与中医不谋而合。
例如被黄曲霉菌污染的食物不能吃；食道癌与进食过快、
过烫有关；烧焦食品易使蛋白质变性，热解和热聚易产生
多环芳烃类化合物，对人体有害，不主张吃；熏鱼、熏肉
也不主张多吃。酒能降低人体解毒功能和生物转化功能，
使免疫力低下；酒同时在机体内增加致癌物活性，并且具
有细胞毒性，故不提倡饮酒。

针对肿瘤患者不同的相关症状及治疗方法，饮食禁忌也应不同。例如肝癌患者门脉高压时应少食多餐，进食宜软且易消化之品，忌过饱及食用油煎、生硬、难以消化之品；氟尿嘧啶有时可引起剧烈腹泻，故用药时应忌菠菜、蜂蜜、梨等滑肠寒凉之品。化疗过程中宜食清淡、低脂之品，慎食高脂、油煎、生冷、高糖之品。

忌口作为食疗学的重要内容，是医患共同关心的问题，正确发挥饮食的重要作用，扬长避短，有利于疾病的治疗，可加快患者的康复，从而提高患者的生存质量。

三、饮食的寒热之性

下面介绍一下食品的寒热之性，温热为阳，寒凉为阴；阳的程度，热大于温；阴的程度，寒大于凉；平则既不偏阳也不偏阴。

1. 肉类

温：羊肉、牛肉、鸡肉、狗肉、鳝鱼、带鱼、虾。

平：猪肉。

凉：鸭肉、兔肉。

寒：螃蟹、章鱼、田螺、海参。

2. 谷物

温：糯米、高粱。

平：玉米、黑米、黑芝麻。

凉：小米、小麦、大麦、荞麦、薏苡仁、大米。

3. 蔬菜

温：韭菜、蒜薹、洋葱、香菜、南瓜、甘薯、魔芋。

平：青菜、大白菜、四季豆、土豆、胡萝卜、山药、葫芦、香菇、银耳、竹荪、黑木耳、平菇、百合、葛根。

凉：芹菜、莴苣、竹笋、茄子、西红柿、白萝卜（生）、丝瓜、黄瓜、冬瓜、黄花菜、红薯叶、西蓝花、油菜、金针菇。

寒：藕（生）、鱼腥草、海带、紫菜、绿豆芽、苦瓜（生）、空心菜、菠菜。

4. 水果

热：樱桃、榴莲。

温：木瓜、石榴、大枣、柠檬、杏、荔枝、杨梅、桂圆、山楂、桃子、橙子、橘子。

平：李子、菠萝、橄榄。

凉：梨、枇杷、草莓、芒果、苹果、火龙果、葡萄。

寒：香蕉、哈密瓜、西瓜、柚子、猕猴桃、甘蔗。

5. 调味品

热：辣椒、胡椒、肉桂、咖喱粉。

温：葱、生姜、干姜、大蒜、花椒、孜然、红糖、植物油、料酒、砂仁。

平：白糖、冰糖、味精。

寒：食盐、酱油。

6. 饮品

温：白酒、红酒、黄酒、咖啡、红茶、羊奶。

平：牛奶、酸奶、蜂蜜、豆浆。

凉：绿茶、菊花茶、啤酒。

寒：苦丁茶。

第三章　太极六合针法简介及在肿瘤治疗中的应用

　　太极六合针法是葛钦甫先生根据腹针演变而来，具有补调脏腑经络的特点，比较适合肿瘤患者，此处只做简要介绍。

一、八卦与人体脏腑器官对应、八卦所属主要功效及所属主治疾病

（一）坤卦

　　1. 脏腑器官对应　属性顺。对应脾胃、任脉、腹部、左肩、肌肉、消化系统。

　　2. 主要功效　健脾和胃、通腑导滞、清热化湿、温中散寒、升清降浊、宣通腑气、强健肌肉等。

　　3. 主治疾病　脾胃和腹部疾病，脾虚泄泻、慢性痢疾、消化不良；慢性鼻炎、四肢肌肉无力、口唇疾病；眩晕症、劳累疲乏、高血压、糖尿病、中风后遗症等。

（二）兑卦

1.脏腑器官对应　属性悦。对应肺脏、气管、食道、口舌、咽喉、牙齿、左腰、左肋、肛门、皮毛。

2.主要功效　宣肺解表、降气止咳、降逆平喘、清热利咽、益肺补肾、散风利节、清热消肿、疏风透表。

3.主治疾病　胸、肺、气管、口腔疾病，咳嗽痰喘、食欲不振，膀胱、尿道口、肛门疾病，性病、遗精、低血压、气短、贫血、皮肤病、鼻息肉、胃溃疡、糖尿病等。

（三）乾卦

1.脏腑器官对应　属性健。对应大肠、脑、脊椎、督脉、胸部、左下腹、左下肢、男性生殖器。

2.主要功效　醒脑清神、强脊补肾、通调督脉、固肠涩肠、通肠导滞、通阳散瘀、舒筋利节、清风散热、强腰壮骨等。

3.主治疾病　头项脑疾病、颈椎病、腰椎病、坐骨神经痛、关节炎、肠炎、便秘、痔疮、头痛、头晕，高血压、面瘫、强直性脊柱炎、中风及中风后遗症等。

（四）坎卦

1.脏腑器官对应　属性陷。对应肾、膀胱、任脉、耳、腰、骨、髓、脑、发、性器官、血液循环系统、泌尿生殖、免疫系统。

2. 主要功效　补肾益精、滋阴降火、温肾壮阳、补肾调经、清热利湿、调理肾阴、疏通气血、生殖发育、通调三焦等。

3. 主治疾病　肾、膀胱、泌尿生殖系统、耳、肛门等疾病，前列腺炎、糖尿病、血液病、腰椎间盘突出症、坐骨神经痛、心脏病、月经不调、子宫肌瘤、卵巢囊肿、免疫功能低下等。

（五）艮卦

1. 脏腑器官对应　属性止。对应脾胃、鼻、手、右下肢、脚背、足趾、背脊、皮、乳房等凸起之处。

2. 主要功效　温补脾胃、清热化湿、消食导滞、调理肠胃、宣通腑气、理气止痛、疏通经络、强筋利节。

3. 主治疾病　脾胃、鼻、手、脚、腰、脊背等疾病，痘证、皮肤过敏、肿瘤、结石、淋巴、乳房疾病，痔疮、甲状腺等凸起之症，鼻炎、男性生殖器疾病等。

（六）震卦

1. 脏腑器官对应　属性动。对应肝脏、双足、神经、筋脉、筋膜、右腰、右胁肋、右肩臂等。

2. 主要功效　平肝息风、舒肝利胆、解痉止痛、强筋通络、调和气血、舒和性情等。

3. 主治疾病　肝胆疾病，右胁肋、右腰、右肩臂的疾病，妇科疾病，精神、神经性疾病、躁狂症、惊吓症、抑郁症，头晕、暴怒气郁、半身不遂、乳腺增生、头痛、神经衰弱、抽搐等。

（七）巽卦

1.脏腑器官对应　属性入。对应胆腑、肱股、右肩、神经、食道、肠道、淋巴系统、呼吸器官。

2.主要功效　清热解毒、疏风解表、拮抗过敏、祛风止痒、疏肝明目、消肿散结、通关利窍、清热散邪等。

3.主治疾病　肝胆疾病、血管疾病、筋脉疾病，伤风感冒、中风、坐骨神经痛、淋巴疾患、腿抽筋、哮喘、右胸部右肩背痛，胯骨病、女性抑郁症、胆囊炎、胆石症等。

（八）离卦

1.脏腑器官对应　属性附。对应心脏、心包、血脉、小肠、眼目、头脸部、颈部、胸部、上腹部。

2.主要功效　清心火、泄烦热，抗炎、抗过敏、温补阳气、活络明目、安神定志、通畅气机、利气宽胸、平气降逆等。

3.主治疾病　心、肺、胸膈、小肠、三焦、眼、乳房疾病，血液病，妇科囊肿，心烦、心悸、失眠、发热、颈椎病，血、脉、唇、面、舌等病症，胃痛、头痛、咽痛、充血性炎症等症。

二、八卦图人体定位法

太极六合针法将人体分为内、中、外三层八卦。以神阙穴为中心的一定范围定为内八卦，内八卦以外腹部的太极图范围定为中八卦；中八卦以外的躯体及头面四肢为外八卦。三层八卦的方位均以后天八卦的方位定位，因此它的定位方向是从内到外以放射形扩展。太极六合针法的核心理论是"太极八卦经络调控系统"，因此我们必须先对人体上三个八卦的定位作全面的了解。

（一）内八卦定位法

内八卦是太极六合针法中"太极八卦经络调控系统"的枢纽中心，大部分疾病的治疗都在内八卦组方、定位并布针施治，通过刺激局部的信息效应器激发深聚的能量，然后把激发出来的能量转化为治疗信息，通过太极八卦经络调控系统向周围的病灶部位输布。

内八卦的定位以神阙为中心，直径约为 3 寸左右。内八卦的定位应以整个腹部的比例去衡定。我们将腹白线的中心点至腹部边缘假设为 6 寸，两边相加为 12 寸，内八卦的直径范围约为 3 寸，它在腹部所占的比例约为腹横线的四分之一。

定位时先以神阙穴为中心确定纵向的中轴线，上面的为离卦，下面的为坎卦，左边的为震卦，右边的为兑卦（左右定位以医者的观察角度为准，与患者的自身角度正好相反），左上角为巽卦，右上角为坤卦，左下角为艮卦，右下角为乾卦。

（二）中八卦定位法

内八卦的定位确定后，中八卦就非常容易了。中八卦就是在内八卦的基础上作相应地放大。中八卦的大小范围与腹部太极图范围相仿，先定出四正位：上部以任脉的中脘穴为界，下部以任脉的中极穴为界；两边各以左右的大横穴为界。四正位界定后，四隅位可在四正位的基础上作相应的方位界定。中八卦的方向定位与内八卦完全一样，因此我们只要将内八卦的方向定位准确后，中八卦的定位只需以内八卦范围向外做放射状扩大延伸即可。

（三）外八卦定位法

外八卦的范围比较广泛也有些复杂，凡中八卦以外的头面、躯体和四肢等部位都可看作为外八卦。外八卦的整体定位以古洛书理论为依据。洛书古称龟书，传说有神龟出于洛水，其甲壳上有此图像，将人体看作为一个伏着的神龟，"戴九履一，左三右七，二四为肩，六八为足"。九数为头居离位，一数为尾居坎位；三数为左胁居震位，七数为右胁居兑位；二数为右肩居坤位，四数为左肩居巽位；

六数为右足居乾位，八数为左足居艮位。五、十为脏腑居中心（左右方位是以医者的观察角度，如为自身则相反）。因后天八卦的方位是以洛书的方位定位，所以外八卦的定位也是以洛书的方位所决定。外八卦所涉及的范围广，它不是以部位而定，而是以各个大小区域去定位，所以在临床治疗中应用起来也有些复杂。"戴九履一"，九数为火居南方为头，一数为水居北方为尾；头为人体的最高点，也是离位的最高处，其下的脸面、颈项部以及胸部的中线等范围都可看作为外八卦的离位，也即任脉的中脘穴以上一定的中心区域都可看作离位；人如果去掉下肢，以躯干部来说，会阴、尾骨为最低点，所以在任脉的中极以下的中心部位如曲骨、会阴等处皆可看作为外八卦的坎位；"左三右七"，指的是左右腰胁部，三数为木居东方为左腰（实为右腰），七数为金居西方为右腰（实为左腰），定位以神阙为中心的腹横线大横穴以外的区域分别为震位和兑位；"二四为肩"，二数为右肩居右外上隅坤位，凡中八卦坤位以外的右上腹、右胸、右肩、右臂和右手都属于外八卦的坤位；四数为左肩居左外上隅的巽位，凡中八卦巽位以外的左上腹、左胸、左肩、左臂和左手都属于外八卦的坤位；"六八为足"，六数为右足居右外下隅的乾位，凡中八卦乾位以外的右下腹、右腹股沟、右股、右膝、右小腿和右足都属于外八卦的乾位；八数为左足居左外下隅的艮位，凡中八卦艮位以外的左下腹、左腹股沟、左股、左膝、左小腿和左足都属于外八卦的艮位。外八卦就是人体的大八卦，亦即人的整体八卦。（外八卦的左右之分亦是以医者的观察角度为准，如系患者自身则正好相反）

外八卦天地定位，中八卦日月运行，内八卦阴阳交合，这就是构架太极六合针法临床治疗的基础理论。明确了人体的三层八卦定位后，我们可以根据天人相应的理论将天体八卦和人体八卦融合在一起，然后根据八卦方位的分布去定位治疗。太极八卦经络调控系统的组方用穴定位是按照脏腑与八卦的所属关系决定，由于机体生存所必需的能量物质主要依靠不断地从自然界摄取，继而通过后天的运化来维持正常的运转，所以太极六合针法的脏腑定位都是以后天八卦为依据。

三、治疗步骤

以内八卦为治疗针，以中八卦为导引针，以病灶区为纳气针，以外八卦为加强针。通过奇特的四步布针模式达到人体脏腑气血"四部通调"而治愈疾病。

第一步治疗针：针刺内八卦为治疗针。太极六合针法治疗的第一步是先在内八卦范围布针。不管是治疗什么疾病，都应先在内八卦布针。大多数人的神阙是正常的，尽管它的外形差异很大，但都会有一个近乎圆形的轮廓。有的人脐孔很深，我们究竟应在哪一层下针治疗呢？一般来说，凡治疗脏腑疾病、身体深层疾病或病情较长的，我们可在接近神阙的底部即脐沟处下针；反之，如治疗躯干四肢或表浅的疾病，可相对在脐壁的上部即靠近腹壁表面的地方下针。无论在哪个层次针刺，针尖的方向都是向外呈放射形。但有一部分人由于出生时脐带结扎不好或其他的一些原因，脐孔生来就是平坦的，也有的甚至脐蕊向外凸出，也有年龄大的人由于气机的退化脐孔逐渐变得平坦，有些几乎已看不到脐孔，只留下一圈皱襞，对这些病人的针刺，我们只要在内八卦的相应范围内针刺，照样能获得很好的疗效，只是我们针刺时要根据病情的不同调整针刺的深浅角度。

　　神阙是人体最大的能量储存库，以神阙为中心的内八卦储存了人体大量的能量信息，一旦受到激发，能量信息就会向外释放并往需要的部位输送。所以在针刺时我们首先要确定治疗方位，以便将能量信息按预定的部位输送，这就是针灸治病的组方用穴。疾病治疗的成功与否和疗效的好不好，与组方是否合理有很大的关系，就如同中药的处方一样，组方合理，药到病除，组方不合理的徒劳无功。

所以我们在组方用穴上一定要细加思考，制定出最佳的治疗方案，才能达到预期的效果。

第二步导引针：针刺中八卦为导引针。按针刺内八卦针尖循行的朝向在距神阙中心点约1寸半以外至4寸以内的中八卦范围布针，针尖的朝向可与内八卦相一致（→→）。在中八卦布针有如下几个作用：

（1）导引作用：将从针刺内八卦所激发出来的经气（治疗信息）及时而准确地导引至病灶区域。

（2）接力催化作用：以上说过，针刺内八卦时，可激发能量呈放射状向周围（包括深部）扩散，也可沿太极八卦经络系统的路线传输，但这种放射状的扩散或沿经络传输现象犹如电子波段一样，其向远端传输的力量和速度会受距离的影响，有时还会受人体各种因素的干扰，内八卦所激发的能量信息有时无法按时到达病灶区域，或经气只是能部分到达病灶区域，而不是全部，这或许也是我们治疗失败的原因之一。此时我们若能在经气循行的路线上补上一针，则能起到接力作用，就如长跑的接力赛一样，同时能起到一种催化作用。由于内八卦和中八卦的针尖都是朝着同一个方向，针刺后所产生的两股经气不但联合到了一块，而且能起到一种催化作用，加速信息向病灶部位的传导，能促使经气直达病所，增强内八卦所发射的经气对病灶区域的输布，使治疗信息能更快地传输到达预定目标。

（3）经气叠加作用：熟悉多米诺骨牌力学原理的人都知道，当第一张牌倒下后撞到第二张牌时，第二张牌倒下时所产生的能量为两张牌之和，当撞到第三张牌并倒下时，所产生的能量会更大，能量如此依次递增，倒下的牌越多，产生的能量就越大。从内八卦激发的经气到达中八卦后，会起到一个撞击作用，与针刺中八卦后激发的经气合为一处，其能量产生叠加，因此加强了向病灶部位传输的信息效应。

（4）联合作用：针刺中八卦所激发的能量虽然没有内八卦强，但也能起到一定的治疗作用，与内八卦的经气联合后能量信息就会更强了。

对于针刺激发经气的感传方向问题，在中国传统针法的循经感传方面就有诸多论述，如针刺四肢远端治疗头面部或胸腹部疾病时将针尖略偏向病灶处，有时能加强经气的循经感传，我们可以将此现象称之为"经络感传效应"。

针刺内八卦后会产生经气"放射状效应"，它感传的方式有二：一是循针尖的朝向作立体放射状感应传导，我们可以将这种现象称之为"针尖朝向感传效应"。这种感传效应在治疗体表疾病时非常明显，如前额痛时针刺离卦就能达到止痛。二是循太极八卦经络传导，如治疗以八卦定位所属脏腑的病证时，其治疗信息并不是依针尖的朝向作放射状传导所能解释，如治疗胃腑疾病时我们针内八卦的艮位，可胃并不在艮位的方向上；再如治疗肺炎咳嗽时针兑位，肺与气管所处的位置与针刺的方位也不一致，但治疗信息却能分别感传到胃和肺部，这又是为什么呢？我们可以将这种感传方式称为"脏腑感传效应"或"病灶感传效应"。那么这种治疗信息又是如何感传到达胃部和肺部的呢？那就只能用神奇的太极八卦理论去解释了。脐八卦的脏腑感传效应既复杂又微妙，很难用现代的医学理论去阐释。神阙是全身最大的全息元，也是全身最大的能量激发点之一，针刺神阙后所激发的经气能量可呈放射状感传，它不但以神阙为中心向周围放射扩散传导，同时也向腹部的纵深地带放射和扩散，我们可以将这种放射扩散现象称为神阙经气的"放射状效应"。从神阙发出治疗信息所产生的"针尖朝向感传效应"有时比"脏腑感传效应"更为明显。在治疗一些身体表面的简单疾病时不难看出，只要针尖朝向病灶方位就能迅速奏效，这或许就是神阙经气所产生的"放射状效应"治疗作用。

第三步纳气针：就是在病灶区布针，直接在病变部位向神阙方向逆向进针，是讲经气停留在病灶处，称之为"病灶信息接受效应"对疾病的治疗作用也不容忽视。

第四步加强针：加强针，就是在与内八卦相合的一些重要相关腧穴（五输、五原、五络）布针，以增强治疗的力量。

《脾胃论》："若元气愈不足，治在腹上诸腹之募穴。若传在五脏，为九窍不通，随各窍之病，治其各脏之募穴于腹。故曰：五脏不平，乃六腑元气闭塞之所生也。又曰：五脏不和，九窍不通，皆阳气不足，阴气有余，故曰阳不胜其阴。凡治腹之募，皆为元气不足，从阴引阳勿误也。"

（以上资料源自人民军医出版社 2009 年出版，葛钦甫、郑卫东、马春晖主编的《太极六合针法》）

第四章　浮针简介及在肿瘤治疗中的应用

一、浮针溯源

浮针疗法（Fu's Subcutaneous Needling，FSN）是用一次性的浮针等针具在局限性病痛的周围皮下浅筋膜进行扫散等针刺活动的针刺疗法（Needling therapy）。因其针刺有别于传统针刺方法，不深入肌肉层，只在皮下，像浮在肌肉上一样，故取名为"浮针"。它是在传统的针刺理论、阿是穴理论和腕踝针理论的基础上发展而来的。浮针疗法发明人是符仲华，该疗法诞生于 1996 年 6 月，最早报道见于《针灸临床杂志》1997 年第 2 期，并在广东增城第一次试用。经过大量临床研究，对浮针疗法的器具和操作技术不断改善，形成了现在发展较为成熟的浮针疗法。临床应用方便，疗效较好，具有很高的临床推广使用价值。

二、浮针的特点

浮针理论基础出于腕踝针，又联系了皮部理论、"以痛为腧"理论，浮针疗法适用于临床各科，特别是对疼痛的治疗，有着较为广泛的作用。与传统的针灸疗法相比较，有如下几点优势：

1. 适应证广。可用于软组织伤痛等疾病，也可用于治疗恶性肿瘤引起的疼痛；对软组织伤痛等疾病，有较好的远期疗效；但对恶性肿瘤引起的疼痛，远期疗效不是很理想，然而也不失为一种很好的速效止痛方法。

2. 对痛证有特效。主要用于治疗各种疾病引起的痛证；同时对感觉麻木、胀满等感觉异常的病证也有较好的疗效，且疗效与病程关系不很密切。

3. 取效迅速。治疗疼痛时，进针完毕即可收效，其他疗法很难达到如此效果。

4. 疗效维持时间长。留针时能保持疗效，留针达到一定的时间，起针后仍能保持疗效。

5. 安全无副作用。不但没有药物治疗的毒副作用，甚至因为是针体仅在皮下疏松结缔组织的原因，传统针灸引起的断针、弯针、滞针现象也较少发生，晕针现象也比传统针刺疗法更少发生。

6. 价格低廉。因为采用浮针疗法治疗次数较少，虽然一次的治疗费用要比传统针灸疗法多，但总体来讲价格更低廉。

7. 治疗场所的空间利用率较高。因为留针期间患者可以自由活动，不需要在治疗床或椅上留针，因而不需要像传统针灸治疗所需的固定治疗场所。

8.方便。所需设备少，方便携带，留针时间长，但不影响日常起居。在一般情况下，进针时和留针过程中患者没有不适感觉，甚至不会注意针的存在。

9.对室内的温度要求较低。因为操作时间短，浮针疗法的操作在寒冷的天气里比传统针灸有优势。

10.与其他针灸疗法比较，不直接刺激患部，减少了局部损伤，避免了炎性渗出物或出血的影响；除进针时稍有痛感外，无酸麻胀痛等感觉，比小针刀、针刺、封闭等更易被患者接受。

三、浮针作用机理初步探讨

1.中医原理　浮针疗法是传统针灸的继承、发展和创新，其机理从传统中医理论来看，主要有以下几方面：

（1）皮部理论：《素问·皮部论》云："凡十二经脉者，皮之部也。"十二皮部是十二经脉功能活动反映于体表的部位，也是络脉之气散布之所在，浮针通过刺激皮部，调整相应经络和脏腑的功能，促使气血运行通畅，以达"通则不痛"。

（2）近治理论：每一腧穴都能治疗所在部位局部和邻

近部位的病证，浮针局部治疗就是使用了该原理。

（3）以痛为腧理论："以痛为腧"是《黄帝内经》的基本治疗法则之一，阿是穴更是被隋唐以后的针灸界普遍使用，虽然浮针的进针点并不在痛点，而在其周围，但其针尖却是正对痛点、并接近痛点，因此两者之间有相似之处，进针点都以痛点为中心和依据。

（4）《黄帝内经》刺法：浮针的最大特点是皮下进针、近部选进针点和留针时间长，这与《黄帝内经》的"毛刺"、"直针刺"、"浮刺"、"半刺"、"恢刺"、"报刺"、"扬刺"有类似之处。

2. 现代医学研究　在针刺机理方面，可能与以下几方面相关：

（1）由于进针后即刻疼痛就会有明显减轻、甚至消失，所以可能与低级中枢的神经调节有关，也可能与脊髓节段分部相关，即躯体—神经节段—内脏的联系。

（2）浮针进针后随即起针疼痛有复发现象，而留针可提高和延续镇痛效果，所以也不能排除体液因素的作用，体液因素可增强免疫反应从而缓解疼痛。

（3）可能与局部组织产生镇痛物质和消炎物质有关。

（4）还可能与提高痛阈疏松结缔组织的压电效应和反压电效应有关。

目前其机理还有待同道共同研究和完善。

四、浮针的适应证

浮针的适应证随着临床的应用及浮针针具的不断改进经历了以下四个发展阶段：

1. 主要治疗四肢部的软组织伤痛。

2. 治疗躯干部非内脏病变引起的疼痛。

3. 治疗内脏痛。

4. 治疗头面部疼痛和非疼痛性疾病。

具体来讲，浮针可广泛应用于治疗各种原因引起的颈肩腰背及四肢的疼痛，如颈椎病、颈肩综合征、肩关节周围炎、四肢关节扭挫伤、急性腰扭伤、腰肌劳损、第三腰椎横突综合征、腰椎退行性病变、肌筋膜炎、肌腱炎、网球肘、高尔夫球肘、骶髂关节炎、跟腱炎、各种关节炎、早期强直性脊柱炎等。另外，对癌症引起的疼痛、腰背四肢手术后疼痛、四肢麻木、瘙痒等症也有很好的疗效。近期还发现浮针对一些内脏疼痛也有较好疗效，如胃炎、胃溃疡、胆囊炎、肾绞痛、慢性阑尾炎、妇科病等。

五、浮针的禁忌证

1. 患者在过于饥饿、疲劳、精神紧张时，不宜立即针刺。

2. 常有自发性出血或损伤后出血不止者，不宜针刺。

3. 皮肤有感染、溃疡、瘢痕或肿瘤的部位，不宜针刺。

4. 浮针五不治：一不治全身浮肿；二不治局部红热肿大；三不治近期使用过外治法的，如重力推拿、拔火罐、按摩乳、红花油、膏药；四不治局部封闭没多久；五不治疼痛点时有时无、摸不清。

六、浮针的操作方法

1. 操作特点　浮针疗法与传统针灸疗法比较，在操作方法上有与众不同的特点：

（1）针尖必须直对病灶，进针部位不能距离病灶太远，一般应在 10cm 之内，否则疗效较差。

（2）针体在水平运动。

（3）均匀柔和反复的扫散动作。

（4）留针时间长。

2. 选择体位　如体位选择不当，在施术过程中患者紧张，医生进针、行针不便，不仅给患者带来痛苦，更为重要的是降低了治疗疗效。因此，治疗时必须根据进针点的具体部位，选择适当的体位，便于患者放松，同时便于施术操作。临床上常用的体位，主要有以下几种：

（1）仰卧位：适宜于取头、面、胸、腹部进针点和上下肢部分进针点。

（2）侧卧位：适宜于在身体侧面和上下肢部分进针。

（3）俯卧位：适宜于在头、项、脊背、腰臀部和下肢背侧及上肢的一部分进针。

（4）俯伏坐位：适宜于项、背部的进针。

对初诊、精神紧张或年老、体弱、病重的患者，应尽量采取卧位。

3.明确病痛点　病痛点在软组织伤痛的临床上，指的是肌筋膜扳机点（myofascial trigger point MTrP），不仅仅是病痛的所在，多数情况下也是病痛的原因。这方面的问题常常被临床医生们忽视，他们更多地关注影像学的资料，而不去自己检查病人。比如，颈腰椎间盘突出症，人们往往以为突出的椎间盘是罪魁祸首，其实，很多时候这种认识都欠缺思考。有大量的资料表明，MTrP 是颈腰椎间盘突出症的直接原因。

明确 MTrP 所在是浮针疗法不可或缺的重要方面。初学者要用心体会，认真把握规律。MTrP 有如下特点：

（1）软组织存在结节或条索，或仅仅是局部紧张。

（2）在结节、条索或者局部紧张的部位上有定位明确的压痛点。

（3）按压压痛点时可产生远离部位的疼痛。

（4）通过压痛点按摩或注射等方法可减缓疼痛。

MTrP 分为：潜在性 MTrP 和活动性 MTrP。两者皆有疼痛，区别在于：在没有受压时，前者没有疼痛，而后者伴有疼痛（多为定位不很明确的肌肉、关节持续性隐痛）。

4. 确定进针点　进针点的选择关系到进针顺利与否，关系到疗效的好坏。在选择进针点的过程中，要明确以下五点原则：

（1）小范围病痛进针点近，大范围、多痛点的远。

（2）多数情况下，选择在病痛部位上、下、左、右处，特殊的部位如在肋间，不必拘泥上下左右，可以斜向进针。

（3）避开皮肤上的瘢痕、结节、破损、凹陷、突起等处，尽量避开浅表血管，以免针刺时出血。

（4）进针点与病痛处之间不要有关节。

5. 针刺操作　操作分两步进行，第一步进针，第二步运针。

（1）进针时局部皮肤要松紧适度

1）消毒：针刺前必须做好消毒工作，其中包括进针部位的消毒和医者手指的消毒。

①进针部位消毒：在需要针刺的部位，用 75% 酒精或安尔碘棉球搽拭即可，消毒范围为以进针点为中心直径 10 ～ 15cm 范围内的皮肤。在擦拭时应由进针点的中心向四

周擦拭，或先用2.5%碘酒棉球擦拭，然后再用75%酒精棉球脱碘，当进针点消毒后，切忌接触污物，以免重新污染。

②医者手指消毒：术前，医者应先将双手刷洗干净，待干后再用75%酒精棉球擦拭即可。

2）进针：临床上一般用右手持针操作，主要是以拇、食、中三指夹持针柄，状如斜持毛笔，初学者可以用左手拇指、食指夹持辅助针身，采用类似毫针刺法中的夹持进针法。熟练者可以直接斜刺入皮。食、中两指分别紧贴针芯座和软套管后座，针尖搁置在皮肤上，不要离开皮肤。进针时针体与皮肤呈15°～25°刺入，用力要适中，透皮速度要快，不要刺入太深，略达肌层即可，然后松开左手，右手轻轻提拉，使针身离开肌层，退于皮下，再放倒针身，做好运针准备。正所谓"针入贵速，既入徐进，出针贵缓，急则多伤"。

3）运针

①运针时，单用右手，沿皮下向前推进。推进时稍稍提起，使针尖勿深入。针体完全平置进于皮下后，可见皮肤呈线状隆起。在整个运针过程中，右手感觉松软易进，病人没有酸胀麻等感觉，否则就是针刺太深或太浅。对范围大、病程长的病痛，运针深度可长，反之，则短。

②扫散动作：扫散是浮针疗法的核心，扫散时以拇指

为支点，另外一手一定要密切配合，使进针点和病痛处之间的范围内完全放松。手握针座，使针尖做扇形运动，角度控制在 25°～30°。操作时以右手中指抵住患者皮肤，使针座微微脱离皮肤，医者稍稍平抬浮针，使埋藏于皮下的针体微微隆起皮肤。每个进针点扫散时间一般为 2 分钟，次数为 200 次。操作时要柔和，有节律，操作时间和次数视病痛的情况而定。如果疼痛已经消失或不再减轻，则停止此动作。如果扫散后，疼痛依旧存在，可再选更靠近病痛点的进针点，重新进针。扫散动作是浮针疗法区别于以往所有针刺疗法的重要特色。

6. 针刺的方向　浮针疗法对针刺的方向要求较为严格。针尖必须由远而近地直对病痛部位，偏差后效果不佳，如果由近而远地反方向对着病灶，效果则更不理想。

7. 留针和出针

（1）留针：留针的目的是为了保持镇痛效应。因为临床上常常发现运针完毕疼痛即减或消失，也就是说，浮针疗法有较好的即刻疗效，但若随即起针，病痛会复发。留针可维持即刻疗效，扫散后，抽出针芯，以胶布贴附于针座，固定留于皮下的软套管。留管时间为 5～8 小时，期间针刺局部保持干净，防止感染，并嘱患者勿剧烈运动，因针体若移动，可引起局部刺痛。为安全起见，进针点处可用消毒干棉球覆盖一薄层后用胶布贴敷。有人对针座放置于皮肤上反应过敏，可以在其间铺置薄层棉垫。留针时间的长短还要根据天气情况、患者的反应和病情的性质决定。若气候炎热，易出汗，或患者因为胶布过敏等因素造成针孔口或局部皮肤瘙痒，留针时间不宜过长。若气候凉爽，不易出汗，病人没有反映不适感，时间可长一些。

（2）出针：由患者自行出针。出针时按压进针点前方1～2cm的部位，防止出血，出管即刻按压进针点3秒（头部浮针按压时间要稍长）。

七、使用浮针的注意事项

1.因为浮针留针时间较长，感染概率较传统针法要大，因此，浮针针具只能一次性使用，同时要注意局部皮肤的消毒，特别是糖尿病患者，当加倍小心，慎防感染。留针期间应注意针口密封和针体固定，嘱患者避免剧烈活动和洗澡，以免汗液和水进入机体引起感染。

2.腹部皮肤松弛，留针时针具活动范围较大，方向容易偏差，影响治疗效果，所以除加强固定外，还要嘱患者少活动，同时注意观察，一旦针体歪斜，即予调整。

3.浮针刺激量较传统针刺更小，禁忌证相对更少，但仍需注意：孕妇腰骶部及下腹部，肢体浮肿及瘢痕、血肿、结节、血管处不要进针。

4.有些病例疼痛消失后，可能还会存在病灶处的胀感、肿胀及活动受限等，这主要是因为局部炎症和水肿刺激、粘连或小关节错位、紊乱而致，此时可再配合针刺、火罐、推拿、药物、理疗（如激光、红外线、超短波、中频电疗）等治疗，以提高疗效。

5.当肢体浮肿时，效果不佳，要改用他法治疗。例如，系统性红斑狼疮、类风湿关节炎的治疗，大量的激素导致水肿，在这种情况下，浮针疗法镇痛效果差。

6.对软组织伤痛，如果浮针疗法治疗后只有近期效果，病情反复发作，要考虑免疫系统疾病所致。

7.没有明确痛点的疼痛（只有关节处于某一位置时，疼痛才显现出来）效果往往不佳。

八、浮针在肿瘤治疗中的应用

1.在癌痛中的应用　可在疼痛周围行扇状皮下浮针治疗，有较好较快的止痛作用，往往进针见效，起针后仍有疗效。

2.在脑转移头痛、头晕中的应用　脑转移患者多出现头痛、头晕等症状，在病变周围行浮针治疗，治疗头晕头痛起效较快，疗效较好。